超音波診断装置が有用な運動器疾患診断治療ガイド

編集 | 奥田　泰久（獨協医科大学埼玉医療センター教授）
　　　 臼井　要介（水谷痛みのクリニック）
　　　 中本　達夫（関西医科大学教授）
　　　 山内　正憲（東北大学大学院教授）

克誠堂出版

執筆者一覧

【編　集】

奥田　泰久	獨協医科大学埼玉医療センター麻酔科教授	
臼井　要介	医療法人社団明仁会 水谷痛みのクリニック	
中本　達夫	関西医科大学麻酔科学講座教授	
山内　正憲	東北大学大学院医学系研究科外科病態学講座麻酔科学・周術期医学分野教授	

【執筆者】

山内　正憲	東北大学大学院医学系研究科外科病態学講座麻酔科学・周術期医学分野教授
中本　達夫	関西医科大学麻酔科学講座教授
臼井　要介	医療法人社団明仁会 水谷痛みのクリニック
本郷　道生	秋田大学医学部附属病院整形外科
島田　洋一	秋田大学大学院医学系研究科医学専攻機能展開医学系整形外科学講座教授
橋本　　功	東北大学整形外科教室
山本　宣幸	東北大学整形外科教室
鈴木　重哉	藤枝市立総合病院整形外科
仲西　康顕	奈良県立医科大学整形外科学教室
加谷　光規	医療法人社団悠仁会 羊ケ丘病院股関節外科
大内　　洋	亀田メディカルセンタースポーツ医学科
市川　　顕	亀田メディカルセンタースポーツ医学科
松井　智裕	済生会奈良病院整形外科
熊井　　司	早稲田大学スポーツ科学部教授
笹原　　潤	帝京大学スポーツ医科学センター講師
新堀　博展	医療法人緩和会 横浜クリニック院長
深澤　圭太	京都府立医科大学疼痛・緩和医療学教室
熊谷　道雄	東北大学大学院医学系研究科外科病態学講座麻酔科学・周術期医学分野
大西　詠子	東北大学大学院医学系研究科外科病態学講座麻酔科学・周術期医学分野
朴　　基彦	ぱくペインクリニック院長

(執筆順)

【コラム執筆者】

吉田　敬之　関西医科大学麻酔科学講座
木村　裕明　木村ペインクリニック院長
千葉　知史　仙台ペインクリニック
村木　大志　東北大学大学院医学系研究科外科病態学講座麻酔科学
　　　　　　・周術期医学分野
臼井　要介　医療法人社団明仁会 水谷痛みのクリニック

(執筆順)

序　文

　最近の超音波診断装置の臨床での普及は著しいものである。
　これまでは神経ブロックの手技は生体表面の解剖学的指標に、針の刺入と薬液の注入時の術者の手指の感覚をたよりに施行されてきた"Art"であったが、超音波診断装置の導入で、目的とする部位の局所解剖（神経、血管、骨、その他の重要臓器）、刺入した針、注入した薬液などをリアルタイムで、放射線の被曝を受けることなしに、目視しながら施行する"Science"となり、一定の修練を受けた医師であれば誰でも、再現性も含めてより確実に目標とする神経近傍あるいは関節腔・筋肉に局所麻酔薬を注入することが可能となった。そのことはこれまでの手技と比較しておそらく安全性も高くなったことは容易に判断できる。現在は比較的体表面から近い範囲に限られているが、近い将来、おそらくその範囲はより深部まで拡大すると予想される。さらにこれまでペインクリニシャンはしばしば整形外科医などに比較して診断能力に疑問視されてきたが、非侵襲的で携帯化された超音波診断装置の導入は診断的神経ブロックも含めて、ペインクリニシャンの診断能力を高めてきた。
　本書はこれまで運動器疾患の診療に精力的に取り組んでこられたペインクリニック領域での超音波ガイド下神経ブロックの各"達人"と、さらに診断項目では整形外科領域での各"達人"にもご協力いただいて執筆いただいた。超音波診断装置の運動器疾患に対する診断と治療における有用性について、まず超音波解剖を提示したうえで、優れた画質の描出法と得られた画質の解釈、そして目標とする部位へのブロック針の刺入などについて、非常に分かりやすい懇切丁寧な説明や図・写真を用いて示してある。最近は超音波ガイド下神経ブロックに関する著書が数多く出版されているが、本書はワンランク上というものであることは、決して自画自賛ではなく、運動器疾患の診療に日々携わっている医師には十分に理解されるものと考えている。なによりも神経ブロックを中心としたペインクリニックと手術を中心とした整形外科との固定概念が誤解であったことがより明瞭に理解できる内容はとても有意義だと考えられる。
　最後に、本書はわが国のペインクリニック領域における超音波ガイド下神経ブロックの先駆者であり牽引者でもある臼井、中本、山内先生の多くの労力によって完成し、3氏のうちどなたが欠けても、ここまでの質の高い運動器疾患に対する超音波診断装置活用の詳細を記載した本はできなかったことは明言できる。3氏にご協力いただいた各先生方とそのような企画をしていただいた克誠堂出版には心から感謝するしだいである。

2017年10月吉日

獨協医科大学埼玉医療センター麻酔科
奥田　泰久

目　次

第Ⅰ章　総　論

1 運動器慢性痛における超音波装置の有用性 …………………………… 山内　正憲 ……… 2
2 超音波の基礎知識 ……………………………………………………………… 中本　達夫 ……… 4
3 超音波ガイド下手技の基本 ………………………………………………… 中本　達夫 ……… 14

第Ⅱ章　解剖編

A．体　幹
1 頭頸部 ………………………………………………………………………… 臼井　要介 ……… 20
2 腰仙骨部 ……………………………………………………………………… 臼井　要介 ……… 22

B．上　肢
3 肩関節 ………………………………………………………………………… 臼井　要介 ……… 24
4 肘・手関節：1．回外と前腕屈筋群 ……………………………………… 臼井　要介 ……… 26
　　　　　　　　2．回内と前腕伸筋群 ……………………………………… 臼井　要介 ……… 30

C．下　肢
5 股関節 ………………………………………………………………………… 臼井　要介 ……… 34
6 膝関節 ………………………………………………………………………… 臼井　要介 ……… 36
7 足関節・足 …………………………………………………………………… 臼井　要介 ……… 40

第Ⅲ章　診断編

A．体　幹
1 頭頸部 …………………………………………………………… 本郷　道生、島田　洋一 ……… 48
　　1．頸椎症、頸椎椎間板ヘルニア …………………………………………………………… 48
　　2．頸椎椎間関節症 …………………………………………………………………………… 52
2 腰仙骨部 …………………………………………………………………………… 橋本　功 ……… 54
　　1．腰部脊柱管狭窄症、腰椎椎間板ヘルニア ……………………………………………… 54
　　2．椎間関節性腰痛、仙腸関節性腰痛 ……………………………………………………… 60

B．上　肢
3 肩関節 ……………………………………………………………………………… 山本　宣幸 ……… 62
　　1．腱板断裂 ………………………………………………………………………………… 62
　　2．石灰性腱炎 ……………………………………………………………………………… 64

- 3．凍結肩 ··· 65
- 4．腱板炎 ··· 66
- 5．肩峰下滑液包炎 ··· 67

4 肘関節　　　　　　　　　　　　　　　　　　　　　　　鈴木　重哉 ······ 68
- 1．上腕骨外側上顆炎 ··· 68
- 2．上腕骨内側上顆炎 ··· 70
- 3．肘部管症候群 ··· 72

5 手関節・手　　　　　　　　　　　　　　　　　　　　仲西　康顕 ······ 76
- 1．手根管症候群 ··· 76
- 2．ド・ケルバン病 ··· 78
- 3．母指 CM（手根中手）関節症 ··· 80
- 4．尺側手根伸筋腱腱鞘炎 ··· 82
- 5．TFCC（三角線維軟骨複合体）損傷 ·· 84

C．下　肢

6 股関節　　　　　　　　　　　　　　　　　　　　　　　加谷　光規 ······ 86
- 1．変形性股関節症 ··· 86
- 2．大腿骨寛骨臼インピンジメント ··· 88
- 3．外側大腿皮神経障害（感覚異常性大腿痛） ································· 90

7 膝関節　　　　　　　　　　　　　　　　　　大内　洋、市川　顕 ······ 92
- 1．ジャンパー膝 ··· 92
- 2．膝関節内側、外側側副靱帯損傷 ··· 94
- 3．膝関節周囲水腫 ··· 96

8 足関節・足 ·· 98
- ＜診断時の手技の基本・鑑別診断＞ ························· 松井　智裕、熊井　司 98
- 1．変形性足関節症 ··· 松井　智裕、熊井　司 100
- 2．足底腱膜症 ··· 松井　智裕、熊井　司 102
- 3．アキレス腱症、アキレス腱付着部症、踵骨後方滑液包炎
  ··· 松井　智裕、熊井　司 104
- 4．足関節前方インピンジメント症候群 ····························· 笹原　潤 108
- 5．足関節後方インピンジメント症候群 ····························· 笹原　潤 110
- 6．足根管症候群 ··· 笹原　潤 112
- 7．足根洞症候群 ··· 笹原　潤 114

第Ⅳ章　治療編

A．体　幹
1 頭頸部 ……………………………………………………………………新堀　博展 ……118
　　1．星状神経節ブロック ………………………………………………………………… 118
　　2．頸部神経根ブロック（C3～8） …………………………………………………… 122
　　3．頸椎椎間関節ブロック ……………………………………………………………… 124
　　4．頸神経後枝内側枝ブロック ………………………………………………………… 126
　　5．腕神経叢ブロック斜角筋間アプローチ …………………………………………… 128

2 腰仙骨部 ……………………………………………………………………………………130
　　1．腰椎椎間関節ブロック …………………………………………………深澤　圭太 130
　　2．腰神経後枝内側枝ブロック ……………………………………………深澤　圭太 132
　　3．仙腸関節ブロック ………………………………………………………深澤　圭太 134
　　4．仙骨神経根ブロック（経仙骨孔ブロック） …………………熊谷　道雄、中本　達夫 136
　　5．梨状筋ブロック（坐骨神経ブロック傍仙骨アプローチ） ………………中本　達夫 140
　　6．腰神経叢ブロック ………………………………………………………中本　達夫 144
　　7．仙骨硬膜外ブロック …………………………………………大西　詠子、山内　正憲 148

B．上　肢
3 肩関節 ………………………………………………………………………朴　基彦 …………150
　　1．肩峰下滑液包注射、烏口下滑液包注射 …………………………………………… 150
　　2．肩関節内注射 ………………………………………………………………………… 154
　　3．腱鞘部ブロック ……………………………………………………………………… 156

4 肘関節 ………………………………………………………………………臼井　要介 ……158
　　1．上腕骨外側上顆付着部注射 ………………………………………………………… 158
　　2．レスキューブロック ………………………………………………………………… 160
　　　　　A．橈骨神経 …………………………………………………………………… 160
　　　　　B．正中神経、尺骨神経 ……………………………………………………… 164

5 手関節・手 ………………………………………………………………仲西　康顕 ……168
　　1．手根管内注射 ………………………………………………………………………… 168
　　2．第1コンパートメント腱鞘内注射 ………………………………………………… 170
　　3．母指CM関節内注射 ………………………………………………………………… 171
　　4．尺側手根伸筋腱腱鞘内注射 ………………………………………………………… 172

C. 下 肢

6 股関節 ･･･ 深澤　圭太 ････････ 174
　1．股関節内注射 ･･･ 174
　2．外側大腿皮神経ブロック ･･･ 176

7 膝関節 ･･･ 大内　洋、市川　顕 ････････ 178
　1．膝関節内注射 ･･･ 178
　2．Baker 囊胞の評価、穿刺手技 ･･･ 180

8 足関節・足 ･･･ 松井　智裕、熊井　司 ････････ 182
　1．足関節内注射 ･･･ 182
　2．足関節ブロック ･･･ 184

■ **コラム**
　穿刺針の使い分け ･･ 吉田　敬之　11
　生理食塩水注射によるエコーガイド下 fascia リリース ･････････････ 木村　裕明　44
　X 線透視が有用なブロック―その 1：仙腸関節ブロック― ･･････････ 千葉　知史　57
　X 線透視が有用なブロック―その 2：仙骨神経根ブロック― ････････ 千葉　知史　139
　超音波エラストグラフィ ･･ 村木　大志　153
　上腕骨外側上顆炎（テニス肘）････････････････････････････････････ 臼井　要介　159

巻末資料：
　痛みの超音波解剖学的分類 ･･ 臼井　要介　186

第Ⅰ章
総論

1 運動器慢性痛における超音波装置の有用性

1 痛みの原因の臨床分類

痛みはさまざまな疾患で最も多い症状といわれている。痛みを伴う主な病態として(表1)、外傷や手術など外観や経過から疼痛領域である創部が明かな疾患がある。また、画像診断や採血検査から診断できる、腫瘍や炎症性の内科疾患も痛みを伴うことが多い。これらの疾患は痛みの原因診断が比較的容易で、原疾患の治療に伴い痛みも縮小する。一方、ペインクリニックや緩和医療などでは、原因が明らかでも慢性で、各科の主治医のルーチンな鎮痛治療から逸脱することも多い。そのため、いわゆる神経痛や難治性疼痛に加え、随伴する症状を痛みの専門医が治療している。さらに近年は、運動器疾患の痛みという概念が出てきた。厚生労働省の統計によると日本人の健康寿命は平均寿命よりも約10年低く、そこには骨・関節・筋肉など運動器の痛みや症状が原因で健康を損なう人が多いとされている(表2)。運動器疾患は、その名のとおり安静時よりも体を動かしたときに痛みが強く生じるため、問診と理学所見、さらに外来やベッドサイドで患部を動かしながら診察することが必要となる。画像診断も器質的変化だけではなく、機能的異常を知る手がかりとして行う必要がある(表3)。

2 痛み診察のための超音波装置

さて、近年の画像診断額の進歩は著しく、CTやMRIは短時間で撮影が可能となり、高解像度かつ診断精度の高い画像が広く使われるようになった。日本では医師数の少ないクリニックでも、得意分野に合わせて高価な機種をもっていることも珍しくない。PETやfMRIなども解像度が年々向上し、その解釈についての研究も進んでいる。このような中でも、非侵襲、ベッドサイドでの簡便性、安価という面では、超音波装置が最も優れている。

超音波装置による診断は循環器分野で古くから使われ、最近では3D画像、血管内エコー、自動診断機能、よりミクロな診断への進歩がある。消化器疾患では超音波用造影剤による診断、CT画像との融合など、簡便でありながらも診断精度を上げる方法が開発されている。

それでは運動器を構成する骨や筋肉などの軟部組織の観察ではどうだろう？ 関節可動域や筋力などの理学所見、そしてこれらの診察に客観的な評価を与え、病変部位の特定を行うため

表1 痛みを伴う病態
- 外傷, 術後痛
- 腫瘍, 炎症性疾患
- 神経痛, 慢性痛
- 運動器疾患

表2 平均寿命と健康寿命

	平均寿命	健康寿命	差
男性	80.2	71.2	9歳
女性	86.6	74.2	12.4歳

〔平成25年厚生労働省資料. http://www.mhlw.go.jp/file/05-Shingikai-10601000-Daijinkanboukouseikagakuka-Kouseikagakuka/sinntyoku.pdf より抜粋〕

表3 運動器疾患の診察

問 診	痛みの程度, 部位, 痛むきっかけ
理学所見	外観, 触診, 筋力, 可動範囲
画像診断	静止時, 血流, 運動時

の画像診断が必要である（表4）。観察対象は骨、筋肉、腱、関節、神経、血管で、必要な分解能は1mm単位で十分と考えられ、各組織の大きさ、性状、位置関係、そしてスムーズな動きを判別することが主である。また、関節は複雑な構造をしているので、さまざまな角度から同時に観察可能であることが望ましい。

これまではMRIが、ある程度の組織診断も可能であることから確定診断に用いられてきた。しかし、ここまで述べてきた観点から、運動器疾患の診断には超音波装置が極めて優れたアイテムになっている。超音波装置の普及によりベッドサイドで表層からは判別しづらい深部の骨、筋肉や関節の診断、手術部位のフォローアップなどに応用され、近年は軟部組織の固さを数値化できるエラストグラフィも使われるようになってきた。

3 痛み治療のための超音波装置

運動器疾患に対する治療に関しては、多彩な薬物治療、運動療法の推進、そして神経ブロックが大きな変革である。超音波ガイド下での神経ブロックは麻酔科学領域では大きなbreakthroughであった。この背景には移動性が高く、手術室で使いやすい装置がわれわれの市場を席巻したことに加え、切れの良い全身麻酔薬の使用と高凝固療法の広がりにより、鎮痛方法として正確で安全な末梢神経ブロックが求められたからである。このことはペインクリニックや整形外科の外来診察でさらに発展した。解剖学的

表4 運動器疾患における超音波装置の有用性

部 位	骨，筋肉，腱，関節，神経，血管
診 断	mm単位の分解能，位置関係，大きさ，性状 運動中・多方向からの観察
治 療	神経ブロック，筋膜リリース，穿刺，動き
特 徴	非侵襲，簡便，安価，移動性

によく知られている主要な神経へのブロックから、皮神経や深層の筋肉への局所麻酔薬投与により、鎮痛を図りながら運動可能な神経ブロックも行われるようになった。超音波装置は神経ブロックをより繊細かつ安全に行ううえで、もはや欠かすことができない。また、運動療法の安全性や治療効果を判断するうえでも、リアルタイムの観察が可能な画像診断装置として有用である。

4 麻酔科医と整形外科医における超音波装置の役割

以上のように運動器疾患が注目される中で、primaryに診察している整形外科医と、鎮痛を中心にアプローチしているペインクリニックの医師が、それぞれの新たな武器として超音波装置を診断や治療に使いこなしている。超音波装置はわれわれが共通認識をもって治療を行うための架け橋であり、患者や理学療法士も同時に理解するための標準機器である。

（山内　正憲）

2 超音波の基礎知識

はじめに

主に内科領域での計測や診断のためのデバイスとして医学領域に入ってきた超音波診断装置が、2000年以降、麻酔科領域で神経ブロックや中心静脈路確保などの手技に広く応用されはじめた。

この10年間で、その用途は運動器疾患における動的評価やペインクリニックにおける鎮痛手技などに拡大してきた。

コンピューター処理能力の向上に伴い、超音波装置のさまざまな機能や画像処理能力はめざましく向上し、より小型で性能の良い携帯性に富んだ機器が登場している。併せて、探触子も高周波数のものが開発され、より鮮明な画像が得られるようになり、その分解能はMRIをしのぐ。

超音波画像を正しく理解するためには、超音波の物理学的特性やアーチファクトの理解は極めて重要であり、超音波を用いた運動器の評価や神経ブロックを実施するにあたって必要な医用超音波の基礎知識について解説を行う。

1 超音波とは？

人間にとって音として認識できる音の周波数帯は約20～20,000 Hzであり、これよりも低い周波数帯の音は超低音、逆に高い音を超音波という。

『聴くことを目的としない音』と定義され、医用超音波としては2～20 MHz前後の周波数が広く用いられている。表在の運動器の評価や神経ブロックでは比較的高周波数帯が用いられるが、腰部などの傍脊椎領域や股関節近傍の下肢における観察や手技では低周波数帯が用いられる。

2 超音波の物理特性

超音波は当然のことながら、音波の一種である。縦波と横波から構成されるが、横波は生体内でほとんど伝播しないため、疎密波としての伝導をもった縦波が音としてのさまざまな物理特性を有する（図1）。これらによって、超音波画像が形成されると同時に、後述のさまざまなアーチファクトの原因ともなる。

1) 周波数と波長

縦波の1往復に要する時間を周期T (s)で表し、1秒間の振動子の振動数fとの関係は、

$f = 1/T$

で表される。周波数fの数値によって、低周波数、高周波数に分類するが、医用超音波ではおおむね10 MHz以上のものを高周波数と呼ぶことが多い。

また、縦波1周期の長さを波長λといい、縦波の速度（音速）Cとの関係は、

$\lambda = C/f$

で表される。

2) 伝搬速度・音響インピーダンス

超音波が生体内を伝播する速度のことを伝搬速度Cといい、

$C^2 = K/\rho$

で表される。Kは媒質固有の体積弾性率、ρは密度である。

音響インピーダンスZは、生体を構成する組織や物質の中での伝搬速度Cとその密度ρを乗じた組織固有の値で、

$Z = \rho \cdot C$

で表される。

表1に生体を構成する各部位の伝搬速度と音

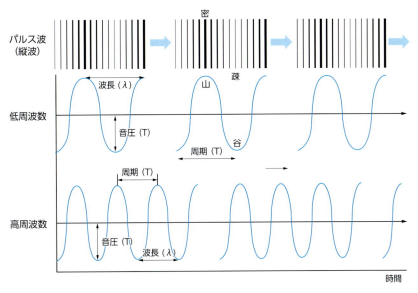

図1 超音波のパルス波と周波数・波長・音圧のイメージ

表1 生体を構成する各部位の音速・減衰係数・音響インピーダンス

	伝搬速度 (m/sec)	減衰係数 (dB/cm/MHz)	音響インピーダンス (10^6 kg/m²/sec)
空気	330	12	0.0004
肺	500	12	0.18
血液	1560	0.18	1.65
脳	1520	0.2	1.60
脂肪	1450	0.63	1.34
軟部組織(平均)	1540	1.0	1.63
筋	1580	1.3〜3.3	1.71
腎臓	1560	1	1.62
骨	4080	5	7.8
水	1480	0.002	1.48

響インピーダンスについて示す。音波は、音響インピーダンスの差が大きいほど、その境界面で大きな反射を生じる。

3) 反射・透過 (図2-a)

超音波は、生体内で透過する波と反射する波に分かれる。反射ならびに透過の度合いに関しては、構成成分固有の音響インピーダンス Z によって規定され、その境界面で反射と透過を繰り返しながら超音波は生体内を伝播する。媒質1の音響インピーダンスを $Z1$、媒質2の音響インピーダンスを $Z2$ とした際、反射率 R ならびに透過率 T は以下の式で表される。

$R = (Z2 - Z1)/(Z1 + Z2)$
$T = 1 - R = 2Z1/(Z1 + Z2)$

4) 屈折

異なる2つの媒体の境界を音波が斜めに透過するとき、それぞれの媒体での音速に差があれば、進行方向が変化する現象を屈折という(図

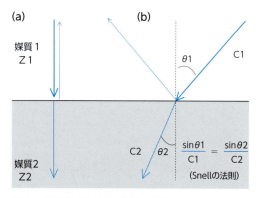

図2 超音波の反射・透過・屈折
（a）垂直照射波の場合，反射と透過のみで屈折は生じないが，（b）斜めに照射された場合には，反射波のベクトルは発信方向と異なり，屈折も生じる．

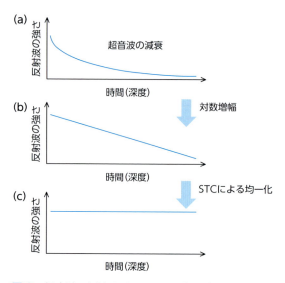

図3 超音波の減衰とSTCによる均一化
（a）超音波は深部への伝搬に伴い減衰し，反射波の強さは対数的に減少するが，（b）対数増幅によって線形関係へと変換した後に，（c）STCによって均一化が図られ，深度に関係なく均等な画像を得ることが可能である．

2-b）。超音波の屈折を利用して、音響レンズによるスライス方向の収束を得て、スライス分解能の向上を図っている。

また、屈折度の違いによって、血管や腫瘍の外側後方に陰影を生じる側方陰影というアーチファクトは、屈折が関与する虚像形成の代表格である。

5）減衰

超音波は、生体内を伝導し続けると吸収・拡散・散乱によって、しだいにその波の強さ（振幅）は弱まってゆく。組織によって減衰の程度は異なり、表1に生体を構成する組織ごとの減衰係数を示す。減衰の程度は、距離とともに強くなり、周波数が大きいほど強くなる。減衰の主な原因は医用超音波では吸収が主と考えられ、

減衰＝減衰係数×通過距離×周波数

で表される。

減衰による深部の超音波画像の輝度低下をSTC（sensitivity time control）によって均一に補正している（図3）。

3 超音波画像の原理

1）圧電効果（ピエゾ効果）

水晶などの結晶に圧力や張力を加えることによって、結晶の両端に電荷が生じる現象をいう。また、逆に結晶やセラミックに電界を加えると、その物質に物理的なひずみが生じることもまた圧電効果である。

実際には、プローブに内蔵された圧電素子の両端に電圧が加わることで、超音波が発生し、同時に、この圧電素子は反射した超音波の検出器の役割もなす。

2）周波数と超音波プローブ

一般に医用超音波では2〜20 MHzの周波数帯が用いられる。周波数が低いと深部まで減衰が少なく描出が可能であるが、波長が大きいために距離分解能は低下する。

一方で周波数が高いと、距離分解能が高く詳細な画像を得ることができる反面、減衰が大きく進達度に劣る。ただし、股関節や腰部を除く主な関節や神経ブロック手技では3〜4 cmまでの比較的浅部が対象となるため、高周波数プローブが好んで用いられる（図4）。

また、プローブは、目的に応じてさまざまな形状が存在するが、一般にはプローブ表面が平坦なリニアプローブもしくは弧をなすコンベク

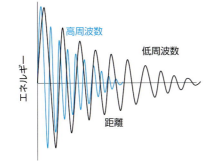

図4 周波数の違いによる深達度と距離分解能の関係
同じエネルギーを有する超音波の場合、低周波数ほど減衰は少なく、深達度は高くなる。一方、高周波数ほど減衰が大きいため深達度には限界があるが、距離分解能に優れ、より詳細な画像を得ることができる。
(Sites BD, Brull R, Chan VW, et al. Artifacts and pitfall errors associated with ultrasound-guided regional anesthesia. Part I: understanding the basic principles of ultrasound physics and machine operations. Reg Anesth Pain Med 2007；32：412-8 より改変引用)

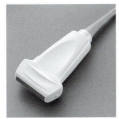
リニアプローブ

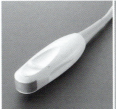
マイクロコンベックスプローブ

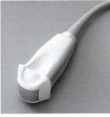

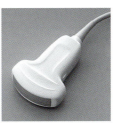
コンベックスプローブ

図5 運動器の穿刺・ブロック手技に用いられる超音波プローブ
一般には、運動器の観察や穿刺やブロック手技では、目標となる構造が浅部に分布し、より鮮明な画像が得られることが重要であるので、高周波数のリニアプローブが用いられることが多い。
腰部や股関節など深部では、より低周波数で放射状にビームを照射できるコンベックスプローブが役立つこともある。

スプローブが用いられる（図5）。

3) 分解能

距離分解能と方位分解能に分かれる。

①距離分解能：

超音波ビームの方向に並んだ2点の最小識別能で、

$$\Delta x = n\lambda/2$$

（n：波数、λ：波長、nλ：パルス幅）で示される。

したがって、高周波数プローブほど分解能は高くなる。

②方位分解能：

超音波ビームと垂直方向に並んだ2点の最小識別能で、ビーム幅（d）によって決まる。

$$\Delta y = d/2 \fallingdotseq 1.22\lambda/D \times X$$

（λ：波長、X：距離、D：振動子の直径）

4) アーチファクト

さまざまな原因による、超音波画像上の虚像を指す。アーチファクトによって正しい画像がマスクされ、誤った判断をしないことが重要であるが、場合によっては、アーチファクトを生じることから特異的な判断が可能になる場合もある。

a. 多重反射（図6-a）

プローブと強い反射体が向かい合う形で存在するときに、反射を繰り返すことにより、等間隔で高エコー性の像が繰り返して表示される。針の穿刺手技では、プローブに平行に近い角度

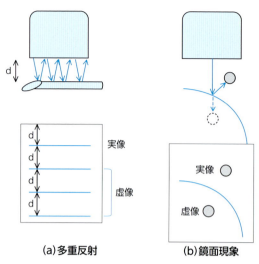
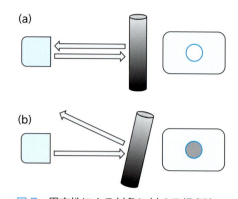

図6 超音波によって生じるアーチファクト
他にもさまざまなアーチファクトが存在し，超音波画像の正しい理解にはこれらについての知識が必要である．

図7 異方性による対象に対する超音波照射角度によるイメージの変化
対象に対して垂直に超音波ビームを当てると（a）鮮明な構造が描出されるが，斜めに照射された場合には（b），内部構造が低エコー性の不明瞭な像として描出される．腱の観察の際などには注意が必要である．

で針を穿刺した際に，針の後方に何本もの高輝度の虚像が出現する．これによって，針の後方の構造が判別できなくなることがあり，針先を目標構造へ到達させる際には注意が必要である．

b. サイドローブ

プローブの振動子から発信する超音波のほとんどは，振動子から直進方向に放射されるが（メインローブ），一部は，斜め方向に放射する（サイドローブ）．超音波診断装置は，すべての超音波ビームが直進方向にのみ放射していると仮定して反射波を認識することから，強い反射体が存在すると，メインローブとサイドローブからの反射波を同時に検出し，サイドローブによるアーチファクトが生じる．

c. 鏡面現象（図6-b）

横隔膜のような，強い反射体が超音波ビームに対して斜めに走行している際などに，反射体からの音波を別の反射源が受けて反射し，信号が検出されると，反射体を介して反射源と等距離に虚像を生じる（ミラーイメージ）．

d. 音響陰影

音響インピーダンスの差が大きいときに，より強い反射が生じることは既に述べたが，骨や結石，石灰化などによって完全に超音波が反射されるとき，反射体の深部には超音波ビームが透過しないため陰影を生じる．

運動器超音波診断においては，骨の部位の識別や関節の評価，異所石灰化などの検出など，重要なアーチファクトである．

e. 後方増強

血管など，超音波の減衰や反射が少ない媒質や組織の後方部は，高輝度に描出される．これを後方増強と呼ぶが，腕神経叢ブロックなどで血管の後面に神経束が存在する場合，後方増強で神経の境界が不明瞭となることがある．逆に，神経が存在しないのに神経があると誤認することもあるため，ゲイン調節をするか，ビームの照射角度を少し変えて，後方増強の生じる場所をずらしたうえで確認するとよい．

f. 異方性（anisotrophy）（図7）

超音波画像は反射性画像であり，超音波のプローブ面は発信器と受信器の両方の役割を同一面でなされている．したがって，描出したい対象に垂直に超音波ビームが当たらない状態では，内部構造が鮮明に描出されずに低エコー性に表示されたり境界が不鮮明となる．

5）超音波画像に影響するパラメータ

a. ゲイン

　超音波プローブから発せられたビームは、表層近くで反射した場合には、大きな信号としてプローブにとどき、深部からの減衰した反射波では非常に微弱な信号としてとどく。したがって、超音波診断装置では対数増幅を用いて、この大きな幅を輝度変化として表示している。

　ゲインとは、受信した信号のうち、画面表示する増幅信号の範囲である。ゲイン調節を最適化して、より観察しやすい画面を構築することが重要である。

b. ダイナミックレンジ

　ゲイン調節で解説した画面表示する信号の幅がダイナミックレンジである。

　ダイナミックレンジを広くすると、強い信号から弱い信号まで広く表示することになるため、信号の強さが輝度の差としては表示されにくいため、『柔らかい』画像となる。

　反対に、ダイナミックレンジを狭くすると、表示する信号の範囲が限られるため、特定の範囲のわずかな信号の差も輝度の差として表示できる。画像としては、メリハリの利いた『硬い』画像となる。

c. フォーカス

　プローブ内には、多く（64〜256個）の振動子が配列されており、個々の素子から発せられる波は球面波であるが、複数の素子を同時に荷電することで、ビームとしての性質をもつ。

　実際には、素子への荷電のタイミングを少しずつずらすことで、波面は凹面に形成されるため、フォーカス点へと収束される。観察したい深さにフォーカス点を設定することで、より鮮明な画像が得られる。フォーカス点は電子的に複数点に設定できるが、連続パルスにn個のフォーカスを設定すると、送受信の回数が1/nに減少するため、画像のフレームレートが低くなり、得られる画像の滑らかさはそこなわれる。

d. STC（sensitivity time control）（図3）

　前述のごとく、超音波は深部へと伝播するにしたがって、その振幅は対数的に減衰する。これを、対数増幅によって線形変化に変換しているわけであるが、さらに、STCを用いることで、深さによらず、超音波強度を均一に補正している。

　ただし、血管穿刺や神経ブロックに多用する高周波リニアプローブの場合には、減衰により深部ではノイズが増加するため、最大で6cm、一般的には3〜4cm程度までの深度を観察対象とすることが望ましい。

6）ドプラー法

　ドプラー効果によって、超音波の周波数が変化する（ドプラーシフト周波数）。具体的には、超音波を反射する媒質が発信源に向かって来ているとき周波数は大きくなり、遠ざかるとき小さくなる。

　この際の、移動物の速度Vは、

$V = c/2\cos\theta \times fd/f0$

（c：音速、θ：移動物の進行方向と超音波のなす角、fd：ドプラーシフト周波数、f0：送信周波数）

で求めることができ、血流の計測などが可能となる。

　ドプラーを用いた超音波診断装置の計測モードとしては以下の4種類がある。

a. 連続波ドプラー法（CW）

　連続波を送信する素子と受信する素子が独立しており、距離分解能はないが、高速での変化もとらえることが可能である。

b. パルスドプラー法（PW）

　電子スキャンにより、Bモード中の特定の部位のサンプルボリュームを設定して、Bモードとパルス波を交互に送信することで、Bモードの画像と血流情報を同時に表示できる。

　パルスの繰り返し周波数によって表示できる最大速度に制限がある。

c. カラードプラー法（CDI）

　Bモードでの画像を確認しながら、血流などの情報をリアルタイムに画像上で表示できる方法である。画像描出のための超音波ビームパル

表2 カラーイメージ法（CDI）とパワードプラー法の特徴比較

	表示項目	角度依存性 折り返し現象	特　徴
CDI	平均血流方向 （拡散）	大きい あり	血流の違いや方向が確認できる 乱流などをモザイクパターンで表示可
パワードプラー	パワー	少ない なし	血管の走行や細い血管の検出に優れ，遅い血流にも対応する

スの繰り返しによって、ドプラーシフトを検出し、平均流速とその方向を色（赤・青）と明るさで表示することができる。心臓超音波などでは、乱流などのモザイクパターンも重要であるため、分散による緑が加わるが、一般に神経ブロックや血管穿刺では流速表示のみである。穿刺前操作における、異常血管の検出などに応用できるが、血管穿刺や神経ブロックの際には、リニアプローブを使用することが多いため、血流をより正確に検出するためには、プローブを傾ける（tilting）ことや、ビームを傾ける（beam steering）必要がある。

d．パワードプラー法

CDI が平均流速をもとに血流情報を表示するのに対して、パワードプラーでは周波数成分の強さの変化、つまりドプラーシフトの反射の強さを明るさで表示する。

また、CDI と比較して角度依存性に乏しいため、血流の検出力はより高い。

CDI とパワードプラーの特徴を表2にまとめる。

4 超音波特性から見た画像描出の注意点

運動器における穿刺・ブロック手技に際して、超音波装置を用いることで体表からは見えない内部構造を、リアルタイムに確認しながら針を進めることができるのが超音波ガイド法の最大の強みである。しかし、これまでに示したように、超音波のもつ物理学的特性により各種アーチファクトが生じたり、正しいプローブ操作やモードの選択を行わなければ、腱や靱帯の病変や神経を見過ごしてしまう可能性もある。

超音波の基本的な知識の理解が、確実な技術習得につながるといえよう。

文　献

1) 甲子乃人．和賀井敏夫編．超音波の基礎と装置（コンパクト超音波シリーズ Vol 6）．東京：ベクトル・コア；2001．
2) Chan VW. Basic principles and physics of ultrasound. Ultrasound imaging for regional anesthesia（3rd ed）. part 1 Basic Principles. iBook store；2013.
3) Sites BD, Brull R, Chan VW, et al. Artifacts and pitfall errors associated with ultrasound-guided regional anesthesia. PartⅠ：understanding the basic principles of ultrasound physics and machine operations. Reg Anesth Pain Med 2007；32：412-8.

（中本　達夫）

コラム　穿刺針の使い分け

　ひとくちに超音波ガイド下神経ブロックといっても、使用される針はさまざまである。超音波ガイド下神経ブロックのために設計された針もあるが、"専用品"が最適とは限らず、状況に応じて使い分けることが望ましい。針を差別化する仕様上の特徴としては、先端の角度、エコジェニック加工の有無、太さと長さ、神経刺激機能の有無がある。針の選択にあたって考慮すべき要素として、針の操作性、神経損傷の危険度、目標の大きさと位置、神経刺激の必要性、コストなどが挙げられる。

＜先端の角度＞

　市販されている穿刺針のベベルの角度は 15～45° 程度が一般的である。ベベルの角度が小さいものを鋭針、大きいものを鈍針と呼ぶ。"神経ブロック針"と銘打たれた針は基本的に鈍針である。代表的な鋭針としては、カテラン針がある。ウサギの坐骨神経を用いて、鋭針（ベベル角 14°）と鈍針（同 45°）による神経損傷の頻度を比較した研究では、鋭針のほうが神経損傷を起こしやすかった[1]。一方で、鈍針による損傷のほうが鋭針による損傷よりも重篤になりやすいという報告もあり[2]、鋭針と鈍針のどちらが神経ブロック施行時に安全かは一概にはいえない。

　鈍針は鋭針に比べて穿刺時の抵抗が大きく、筋膜や靱帯を貫く感覚が分かりやすい。そのため、神経ブロック施行時には適切なコンパートメントに針先が到達したことを穿刺抵抗の変化で確認しやすい。一方で、鈍針の使用時は皮膚や筋膜、靱帯など抵抗が強い組織を貫く際にプローブと針の位置関係がずれたり、穿通後に勢い余って深く刺しすぎてしまったりするおそれがある。特に小児では成人よりも筋膜穿通時抵抗が強く、鋭針のほうが針の操作性に優れると感じるケースが多い。鈍針であってもベベルと反対側の針先を尖らせる（バックカットを入れる）ことで穿刺時抵抗を減らした製品が各社から販売されており、施行者の好みや症例に応じて使い分けるとよい。

　末梢神経の paraneural sheath 内に局所麻酔薬を注入する場合や、滑液包注射、筋膜リリース注射を行う場合など、超音波ガイド下で薄皮一枚を剝ぐような細やかな針先操作を行う場合は、鋭針のほうが意図した位置に針先を進めやすい[3]。また、覚醒している患者に対して皮下浸潤麻酔なしで神経ブロックを行う場合（星状神経節ブロックなど）は、細い鋭針を用いたほうが痛みは少ない。

　上述のように鋭針使用時のほうが神経損傷の頻度は高いとされるので、鋭針による穿刺の際は針先を超音波で正確に描出し続けられる技量がより重要となる。

＜エコジェニック加工の有無＞

　エコジェニック加工とは超音波ガイド下手技における針の視認性を向上させるために針に施される加工のことで、さまざまなエコジェニック加工針が販売されている。針のシャフトの一部分に凹みを形成することで、針に向かって投射される超音波のプローブへの反射波を増やして針の描出を強調する方法が一般的だが、針に微細なガラスビーズをコーティングすることで針全体の超音波に対する反射性を高めている製品もある[4]（図）。エコジェニック加工針のほうが同加工をされていない針よりも超音波ガイド下での視認性は明らかに向上し、特に急峻な角度で穿刺する際にその差が顕著となる[5]。エコジェニック加工針の使用にあたっては、エコジェニック加工の方式と部位、超音波ガイド下での強調のされ方についてよく理解しておく必要がある。例えば、シャフトの一部に凹みを施した

針の場合はエコジェニック加工部位と針先端部が異なるので、超音波画像上で強調されている部位を針先と誤認しないよう注意する（図）。エコジェニック加工が針のベベル側にのみ施されている製品ではベベルを超音波プローブと反対側に向けると強調効果を得られない。また、強調効果が強すぎるとアーチファクトのために周囲組織との位置関係が却って分かりづらくなる場合もある。

　一般的に、エコジェニック加工針のほうが非加工針よりも価格が高い。穿刺角度30°未満の浅い部位への穿刺では、エコジェニック加工針と非加工針の超音波ガイド下における視認性の差は小さいため、コスト面では非加工針の使用が勧められる。なお、Tuohy 針は特別な加工を施していなくても、針先が湾曲しているという構造上、ベベルをプローブに向けて穿刺する場合はベベル面が超音波ビームに対して直角に近くなるため、比較的針先を描出しやすい（図）。

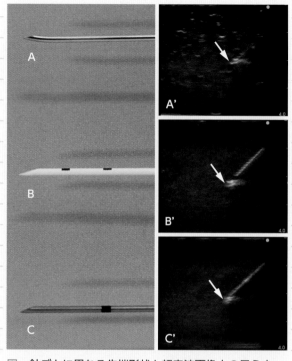

図　針ごとに異なる先端形状と超音波画像上の見え方
左図の針 A はエコジェニック加工を施されていない Tuohy 針（ユニシス社製ユニエバー），針 B は針のシャフト部分に凹みを形成されたブロック針（ビーブラウン社製スティムプレックス D ウルトラ），針 C は針全体に微細なガラスビーズをコーティングされたブロック針（ヴィゴンジャポン社製エコプレックスプラス）で，いずれも太さは 22G である．右図の A'〜C' は，針 A〜C を穿刺練習用ファントムに 45°の角度で 3 cm 穿刺して超音波で観察した画像で，矢印は針の先端の位置を示している．A' では先端付近のみが描出されていること，B' では針先端とエコージェニック加工部位の遠位端との間にギャップがあることが分かる．

＜太さと長さ＞

　ブタの神経に太さの異なる針を刺して神経損傷の程度を調べた研究によると、太い針を用いたほうが神経損傷は重度であった[6]。一方で、太い針のほうが超音波ガイド下での描出は容易である。また、細い針ほど針の剛性は低い。剛性が低いと運針時に針がしなったり、折れ曲がったりしやすいので、皮膚や筋膜を貫く際や針の方向を変えるときに、針に無理な力が加わらないよう注意する必要がある。同じゲージ数であってもメーカーや材料の違いによって針の剛性は異なるので、穿刺練習用ファントムなどを用いて事前に確認しておくとよい。長い針を用いる場合も同様に針のしなりや折れ曲がりが起こりやすい。深部のブロックを行う場合は長い針を用いるが、必要以上に小さなゲージ数の針を使用すると超音波による視認性と針の操作性が著しく低下するため、長さと太さのバランスに留意する。

　局所麻酔薬の神経内注入を避けるために、局所麻酔薬注入時の注入圧モニタリングが推奨されている[7]が、細い針では注入抵抗が強くなるため、神経内注入の鑑別が難しくなるおそれがある。

＜神経刺激機能の有無＞

　目標が深部に位置している、より末梢の神経を選択的にブロックするなどの理由で、超音波で神経をはっきり描出することが難しい場合には、神経の同定のために神経刺激が可能なブロック針を用いる。例えば、Watanabe らは手指の自動運動を温存した状態で示指掌側の鎮痛を提供するために、神経刺激で正中神経から前骨間神経が分枝する位置を特定し、分岐部より遠位の正中神経を選択的にブロックした症例を報告している[8]。

　また、針の刺入経路に標的となる神経以外に超音波単独での同定が難しい神経が存在し得る場合は、これらの神経に対する障害を予防する目的で神経刺激を併用するとよい。例えば、腕神経叢ブロック斜角筋間法の後方アプローチでは針の刺入経路に肩甲背神経や長胸神経が存在する可能性がある[9]ため、超音波で腕神経叢が精緻に描出されていたとしても神経刺激の併用を考慮する。

　神経刺激ができる針は電線や絶縁加工が施される分、価格は高くなる。

　筆者は成人に対する神経刺激を必要としない単回投与の超音波ガイド下末梢神経ブロックでは、22～20Ｇのエコジェニック加工されていない Tuohy 針を用いている。Tuohy 針は上述のとおり針先の視認性に優れている。針のシャフト部分の視認性は通常の針と同等であるが、超音波ガイド下神経ブロックの安全性および成功率向上に重要なのは針先の描出であるので問題としていない。一方で、目標が浅部でなおかつ、穿刺抵抗が比較的強い場合（足関節ブロックなど）や狭い空間に針先を進める場合（肩峰下滑液包注射など）は25Ｇの鋭針を好んでいる。

文　献

1) Selander D, Dhunér KG, Lundborg G. Peripheral nerve injury due to injection needles used for regional anesthesia. An experimental study of the acute effects of needle point trauma. Acta Anaesthesiol Scand 1977；21：182-8.
2) Rice AS, McMahon SB. Peripheral nerve injury caused by injection needles used in regional anaesthesia：influence of bevel configuration, studied in a rat model. Br J Anaesth 1992；69：433-8.
3) 仲西康顕．超音波ガイド下穿刺のテクニック（総論）．田中康仁監修．うまくいく！超音波でさがす末梢神経 100％効く四肢伝達麻酔のために．東京：メジカルビュー：2015. p.32-40.
4) Ueshima H, Noumi T, Komasawa N, et al. A nerve-stimulating needle coated with hard microscopic glass beads can enhance the visibility of ultrasonic images. J Clin Anesth 2015；27：273-4.
5) Nakagawa K, Kamiya T, Arakawa K, et al. Objective and subjective comparison of the visibility of three echogenic needles and a nonechogenic needle on older ultrasound devices. Acta Anaesthesiol Taiwan 2015；53：1-6.
6) Steinfeldt T, Nimphius W, Werner T, et al. Nerve injury by needle nerve perforation in regional anaesthesia：does size matter? Br J Anaesth 2010；104：245-53.
7) Gadsden JC, Choi JJ, Lin E, et al. Opening injection pressure consistently detects needle-nerve contact during ultrasound-guided interscalene brachial plexus block. Anesthesiology 2014；120：1246-53.
8) Watanabe T, Watanabe I, Koizumi M, et al. Alternative site for median nerve blockade allowing early functional rehabilitation after hand surgery. Can J Anaesth 2012；59：58-62.
9) Hanson NA, Auyong DB. Systematic ultrasound identification of the dorsal scapular and long thoracic nerves during interscalene block. Reg Anesth Pain Med 2013；38：54-7.

〔吉田　敬之〕

3 超音波ガイド下手技の基本

はじめに

運動器疾患の治療手技として、超音波ガイド下での穿刺・神経ブロックは非常に有用である。超音波を使用する前と比較すると明らかなのは、その効果の安定性であり、このことは従来のブラインド手技がいかに感覚的で不安定であったのかを知るきっかけとなる。

ここでは、超音波ガイド下手技を行う際に必要な、プローブによる走査手技と穿刺に必要な手技の基本について解説を行う。

1 描出法と穿刺法

超音波画像は2次元画像であるため、立体としての構造を描出する際には、長軸像と短軸像の描出から理解が可能である（図1）。

長軸像は神経や筋肉の線維走行に平行となる走査法で、構造の連続性や線維パターンが明瞭に観察可能となる。筋挫傷などでのfiber patternの不整などは長軸走査で観察可能である。

また、この位置からプローブを90°回転させることで、構造の短軸像が描出される。この際に重要なことは、ただ単に90°の回転にこだわるのではなく、目標とする構造に対して垂直に超音波を当てるようにプローブ走査を行うことである。

穿刺法については、超音波ビームに針を載せるように平行に穿刺する平行法と、ビームを横断するように穿刺する交差法が基本となる。

① 平行法：

穿刺経路を通過する針が全長にわたって描出されるため（図2-a）、超音波画像内に血管などの避けるべき構造がある際にも安全に穿刺の実施が可能であり、穿刺の際の基本となる手技である。その一方で、リニアプローブ使用時には、穿刺角度が急峻になると針先の視認性が低下するため、適切な刺入角度で穿刺を行う必要がある。

② 交差法：

針は音響陰影を伴う高エコー性の点として描出され、実際に描出されている点が針先で

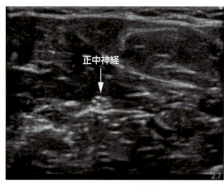 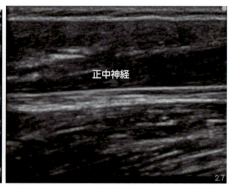

（a）短軸像　　　　　　　　　（b）長軸像

図1　正中神経の短軸走査（a）と長軸走査（b）
短軸走査では神経の断面と周囲構造との関係が明瞭となり，長軸走査では神経の連続性がよく分かる．また筋肉の線維パターンも明瞭に判断できる．

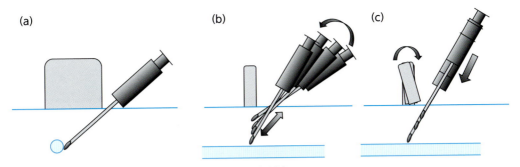

図2　平行法（a）および交差法（b，c）での穿刺法
平行法ではプローブ外側から目標に向けて針の全長を確認しながら穿刺が可能
交差法では，針先の位置を確認するために針の刺入角度を徐々に急峻にしていくか（b），プローブをあらかじめ刺入部に向けて傾け，針が画像内に出現したらプローブの傾きを少し戻したうえで針をさらに進めることを繰り返して目標位置に針先を誘導する（c）ことで針先位置を確認しながらの穿刺が可能となる．

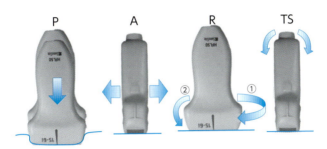

図3　PARTS の操作手技イメージ
P：Pressure，A：Alignment（スライド走査），R：①Rotation および②Rocking，T：Tiling，S：Swing

あるのかシャフトであるかの判別は困難である。実際の穿刺では、針の刺入角度を徐々に急峻にしながら針の抜き差しを行うか（図2-b）、プローブを針の刺入部方向に傾け、針の高エコー性の点が出現した時点で傾きを少し戻し、さらに針を進めるという超音波画像上での点の出現と消失を繰り返しながら目標構造へと針先を進めていく必要があり（図2-c）、両手での相互操作が重要となる。

2　プローブ操作

運動器領域での超音波画像描出を良好に行うため、あるいは穿刺手技を安全に行うためのプローブ操作法として、以前より"PART"と呼ばれる操作が提唱されてきた（図3）。これは、

P：Pressure
A：Alignment
R：Rotation
T：Tilting

を意味しており、それぞれの操作によって適確に対象とする構造に垂直な超音波ビームを当て、各運動器の連続性を意識しながら良好な画像を得るためのものである。

a．P：Pressure

プローブを用いた走査動作において、皮膚に対するプローブの圧着の程度の調節は非常に重要である。静脈などの脈管の同定や関節・滑液包内の液貯留の確認には圧迫による虚脱の確認が必須であるし、コンベクスプローブのような表面がドーム状のプローブでは、固定性をよくするためにも、適度な圧で皮膚に押し付ける必要がある。また、リニアプローブのように分解能が高いが減衰による深達度に限界のある場合、適度な圧を加えることによって対象構造の深度が浅くなり明瞭な観察が可能になることが

ある。

b. A：Alignment

プローブのスライド走査と理解してよい。

神経をはじめとして筋や腱などの構造は線維成分を含む長軸の連続性構造と理解できる。これらの連続性構造を超音波画像で描出する際には長軸での理解も重要であるが、各点における横断画像（短軸像）も重要であることは言うまでもない。この際に、長軸方向にプローブをスライドさせて得られる短軸像の変化を連続的にとらえることにより、立体的な構造を理解するのに役立つとともに、神経の場合では周囲の筋肉や血管との関係や分枝パターンから神経の判別が可能となる。

c. R：Rotation

プローブの中央を回転軸として、対象構造に対する超音波走査のビーム面を変化させる手技である。

Rotationにより、長軸像から短軸像への切り替えなどが相互に可能となり、必要であれば任意の斜め切り像も描出可能となる。プローブの回転時には、対象構造の深さと高エコー性のイメージを目印にして、画面中央からずれないように修正しつつ走査面の切り替えを行うことが重要である。

d. T：Tilting

プローブを傾けて走査対象に対する角度を修正する手技である。超音波の基礎知識で触れた、異方性による画像の抜けなどは、適切なtiltingによって明瞭なイメージが得られる。

超音波走査の基本は、皮膚に対してではなく対象構造に対して垂直に超音波を当てることであり、この手技は最も多用する手技といえる。また、後述の交差法による穿刺の際に、針先を的確に同定する際にもこの手技は重要である。

穿刺に関しては、平行法と交差法では全く概念が異なり、交差法では両手の相互動作が重要な反面、平行法では原則プローブは固定が望ましい。ただし、平行法での穿刺の際にも、針の描出をよくする、あるいは針先の位置の修正を

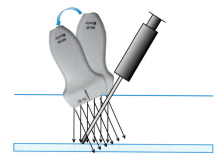

図4　Rockingの穿刺時の有用性
平行法での穿刺時，針の刺入角度が急峻で描出が不明瞭な際にプローブを刺入点から遠位に傾けることで，以下の2点で有利である．
①針の相対的刺入角度が浅くなる．
②刺入点に近い部分のプローブによる圧迫が解除され針の操作性が向上する．

容易にする、さらには針の直下の構造の確認をするために、穿刺中にプローブの操作が許容されることがあり、R：Rocking、S：Swingと呼んでいる。

① R：Rocking

リニアプローブ使用時は、針の刺入点から遠位のプローブの角を支点にプローブを傾けつつ皮膚に押し付けることで近位側を少し浮かせるような操作を指す（図4）。これによって相対的に針の刺入角度が浅くなり、針の視認性が向上することに加えて、針の直上の組織への圧迫が軽減されることにより針先の修正が容易に行えるようになる。コンベクスプローブの場合にも皮膚に対するプローブを傾ける（回転する）ことでプローブの皮膚接触面を変化させ、放射状に広がって発信される超音波をより垂直に針に当てることができる。これによって同様に針の視認性の向上が期待できる。

② S：Swing

平行法での穿刺時、針を全長にわたって明瞭に描出できている際に、音響陰影や多重反射により、針の背側の構造が明瞭に描出されないことがある。この際にプローブの位置はそのままで針の刺入軸の左右へtiltingを行うことでアーチファクトの影響なく奥の構造を

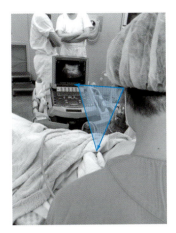

図5　Ergonomics position
術者の視線上にプローブ・患部・モニターが一直線に並ぶレイアウトが無駄のない手技には必須である.

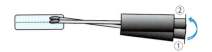

図6　Needle swing の方法と意義
平行法での穿刺の際に最も重要なことの一つは針先を常に描出したうえで針を進めることである.
針の刺入に伴い針先が画面から消えたときには（①），プローブを動かすことなく針先を左右に振ることで超音波ビーム面に針先を修正可能である（②）.

確認することができ、ブランコが揺れて元に戻るイメージからこのように呼んでいる。重要なことはプローブ位置は変えず、swing後は元の位置に戻って針の描出が再現されることである。

以上から、従来PARTで示されたプローブの操作は、これらのRockingやSwingを加えて、PARTSと理解するべきである（図3）。

3　各穿刺法におけるTIPS

超音波ガイド下に針の穿刺を行い、的確に目標に向けて針先を誘導するために、①平行法と②交差法による穿刺法について十分理解し実践する必要がある。

すべての穿刺において、術者のプローブ・患部への視線の延長線上にモニターが存在することが効率よく無駄のない手技の必要条件である（ergonomics position：図5）。
①平行法：
　前述のとおりプローブからの超音波ビーム面を意識して針を穿刺することが重要であり、使用するプローブごとにプローブの厚みのどこから穿刺すればちょうど針の描出が良好になるかについては知っておく必要がある。

最近は刺入角度を固定しないニードルガイドも利用可能であるため、場合によっては利用してもよい。平行法での穿刺において重要なことは常に針先を明瞭に描出し続けることであり、穿刺距離が長くなるほど、針先がビーム面から外れそうになる状態が必ず出現するが、この際には一度針を進めることをやめ、プローブ位置は固定したまま針先を左右に振る動作を行い（needle swing：図6）、針先が最も明瞭に描出される位置で再び針を進めていく。決して針先を確認できないまま針を進めてはいけない。
②交差法：
　椎間関節や肩関節などの穿刺の際に用いられることがあるが、前述のとおり左右の手の連携が重要であることに加えて、穿刺部位が目標の直上にあることが重要である。あらかじめ目標構造が描出されるプローブ位置が決定したら、穿刺に先立ってプローブと皮膚の間に鉗子の先や先の細いスティックを潜り込ませ、これらによる音響陰影がちょうど目標とする構造に重なるところを確認して皮膚に押し付けることで、マーキングを行う。目標のある深さを計測しておき、マーキング部位から穿刺点までの距離と深さからなる直角三角形をイメージすると、穿刺すべき角度と何cmくらいで目標に到達するかをあらかじめ計算できる。

この際にも、針の穿刺時にプローブからのビームをやや刺入部方向に傾けて、針先が目標構造へと的確に進んでいくのを確認しつつ徐々にプローブと針先とを相互動作で進めて

いくことが重要である。

文　献
1) Sites BD, Chan VW, Neal JM, et al. The American Society of Regional Anesthesia and Pain Medicine and the European Society of Regional Anaesthesia and Pain Therapy Joint Committee recommendations for education and training in ultrasound-guided regional anesthesia. Reg Anesth Pain Med 2009 ; 34 : 40-6.
2) Speer M, McLennan N, Nixon C. Novice learner in-plane ultrasound imaging : which visualization technique? Reg Anesth Pain Med 2013 ; 38 : 350-2.

（中本　達夫）

第Ⅱ章
解剖編

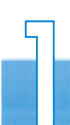

A. 体　幹

頭頸部

触　診

＜腹臥位＞（図 1-a）
①後頭隆起から尾側へ移動すると最初に C2 棘突起が触れる。
②乳様突起から尾側内側へ移動すると C1 横突起が触れる。
③下頭斜筋は C2 棘突起と C1 横突起を結ぶ。

＜仰臥位＞（図 1-b）
①輪状甲状間膜の高さで C6 前結節が触れる。
②頭長筋は C6 前結節と頭蓋底を結ぶ。

＜側臥位＞（図 1-c）
①胸鎖乳突筋鎖骨頭付着部から背側へ移動すると前斜角筋が触れる。
②そのまま背側へ移動すると中斜角筋との間にできる筋溝が触れる。

頸部後方の解剖とプローブ位置

- C2 の後枝内側皮枝である大後頭神経は下頭斜筋の尾側から回り込み、下頭斜筋と頭半棘筋の間を通り頭側へ向かう。
- 外頸動脈の枝である後頭動脈は乳様突起付近で下降枝を分岐し、下頭斜筋の頭側から大後頭神経の外側を通り尾側へ向かう（図 2）。

プローブ①（大後頭神経ブロック）：プローブを C2 棘突起と C1 横突起に合わせ、下頭斜筋の背側にある大後頭神経を映し出す。

プローブ②（頸椎椎間関節ブロック）：背側から体幹長軸と平行にプローブを置き、椎間関節を映し出す〔診断編（1.頭頸部）の 2.頸椎椎間関節症、治療編（1.頭頸部）の 3.頸椎椎間関節ブロック、4.頸神経後枝内側枝ブロックを参照〕。

頸部前方の解剖とプローブ位置

- 頸部交感神経幹は C6 より頭側は頭長筋、尾側は頸長筋の腹側を通り椎前葉に包まれている（図 3-a）。
- 深頸神経叢は頭長筋と中斜角筋に挟まれている（図 3-b）。
- 腕神経叢は前斜角筋と中斜角筋に挟まれ、第一肋骨上で鎖骨下動脈は前斜角筋の背側、鎖骨下静脈は腹側を通る（図 3-c）。

プローブ①（鎖骨上アプローチ腕神経叢ブロック）：第一肋骨レベルで鎖骨下動脈とその周囲の腕神経叢を映し出す。

プローブ②（斜角筋アプローチ腕神経叢ブロック）：C6 レベルで前斜角筋と中斜角筋の間の腕神経叢を映し出す〔診断編（1.頭頸部）の 1.頸椎症・頸椎椎間板ヘルニア、治療編（1.頭頸部）の 2.頸部神経根ブロック、5.腕神経叢ブロック斜角筋アプローチを参照〕。

プローブ③（星状神経節ブロック）：C6 レベルで頸長筋を映し出す〔治療編（1.頭頸部）の 1.星状神経節ブロックを参照〕。

プローブ④（深頸神経叢と上頸交感神経節の同時ブロック）：C4 レベルで頭長筋を映し出す。

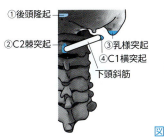
(a) 後方(腹臥位)

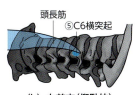
(b) 右前方(仰臥位)

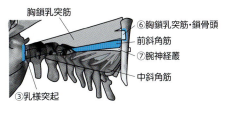
(c) 側方(側臥位)

図1 頸部触診のための解剖
(a) 頸部後方(腹臥位)：下頭斜筋はC2棘突起とC1横突起を結ぶ．
(b) 頸部右前方(仰臥位)：頭長筋はC6前結節と頭蓋底を結ぶ．
(c) 頸部側方(側臥位)：胸鎖乳突筋鎖骨頭の背側に前斜角筋を触れ，さらに背側に中斜角筋との間に斜角筋間溝を触れる．

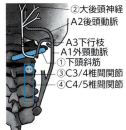
(a) 第1層：下頭斜筋

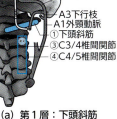

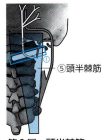
(b) 第2層：頭半棘筋

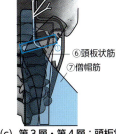
(c) 第3層・第4層：頭板状筋・僧帽筋

図2 頸部後方の解剖とプローブ位置
(a) 第1層：外頸動脈から分岐する後頭動脈は乳様突起内側で下行枝を分岐し下頭斜筋外側を通過する．
(b) 第2層：頭半棘筋はT1〜6の椎体横突起(外側束)とC4〜6の椎体の関節突起(内側束)の2つの起始があり，後頭骨の上項線と下項線の間に停止する．
(c) 第3・4層
プローブ①：大後頭神経ブロック　プローブ②：頸椎椎間関節ブロック

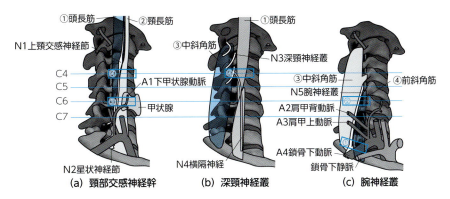

図3 頸部前方の解剖とプローブ位置
(a) 頸部交感神経幹：頸部交感神経幹はC6より頭側は頭長筋，尾側は頸長筋の腹側を通る．
(b) 深頸神経叢：深頸神経叢は頭長筋と中斜角筋に挟まれる．
(c) 腕神経叢：腕神経叢は前斜角筋と中斜角筋に挟まれる．第一肋骨上で前斜角筋は鎖骨下動脈と鎖骨下静脈に挟まれる．
プローブ①：鎖骨上アプローチ腕神経叢ブロック　プローブ②：斜角筋アプローチ腕神経叢ブロック
プローブ③：星状神経節ブロック　プローブ④：深頸神経叢と上頸交感神経節の同時ブロック

(臼井　要介)

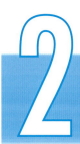

A. 体　幹

腰仙骨部

触　診（図1）

①左右の腸骨稜上縁を結んだ線の中点でL4棘突起、左右の上後腸骨棘を結んだ線の中点でS2棘突起が触れる。
②左右の上後腸骨棘を結んだ線を底辺としたとき、尾側の三角形頂点に逆V字として仙骨裂孔が触れる。
③上後腸骨棘の内側で仙腸関節が触れ、尾側へ移動すると大坐骨孔となり骨性の抵抗がなくなる。
④側臥位のときに床に接する部位が大腿骨大転子、坐位のときに床に接する部位が坐骨結節となる。

腰神経叢の解剖とプローブ位置

●肋下神経（T12）は腰神経叢ではないが腸骨下腹神経と腸骨鼠径神経の走行と同じである。
●腰神経叢のすべての枝は大腰筋を貫通する（図2）。

プローブ①（腰神経叢ブロック）：腸骨稜上縁のL4レベルで、体幹長軸と垂直にプローブを置き、大腰筋を映し出す〔治療編（2.腰仙骨部）の6.腰神経叢ブロックを参照〕。

プローブ②（腰椎椎間関節ブロック）：棘突起の外側に体幹長軸と平行にプローブを置き、椎間関節を映し出す〔治療編（2.腰仙骨部）の1.腰椎椎間関節ブロック、2.腰神経後枝内側枝ブロックを参照〕。

仙骨神経叢の解剖とプローブ位置

●梨状筋は仙骨腹側と大転子上縁を結び、収縮すると股関節を外旋させる。梨状筋上孔からは上殿神経、上殿動脈が通る。梨状筋下孔からは下殿神経、坐骨神経、後大腿皮神経、閉鎖動脈、下殿動脈が通る。坐骨神経は大腿二頭筋の腹側を通り尾側へ向かう（図3）。

プローブ①（S1神経根ブロック・後仙腸靱帯内注入）：S1神経根ブロックでは上後腸骨棘の内側に体幹長軸と平行にプローブを置き、第一仙骨孔後孔を映し出す。後仙腸靱帯内注入ではプローブを内側へ傾け仙骨と腸骨を結ぶ後仙腸靱帯を映し出す。

プローブ②（仙腸関節内注入）：上後腸骨棘と大坐骨孔の間で体幹長軸と垂直にプローブを置き、腸骨と仙骨からなる仙腸関節を映し出す〔治療編（2.腰仙骨部）の3.仙腸関節ブロックを参照〕。

プローブ③（傍仙骨アプローチ仙骨神経叢ブロック・梨状筋内注入）：大坐骨孔と大転子上縁の間にプローブを置き、大殿筋の腹側にある梨状筋を映し出す。傍仙骨アプローチ仙骨神経叢ブロックでは梨状筋の腹側、梨状筋ブロックでは梨状筋内に針先を進める〔治療編（2.腰仙骨部）の5.梨状筋ブロックを参照〕。

プローブ④（仙骨硬膜外ブロック）：仙骨裂孔を形成する左右の結節に体幹長軸と垂直にマイクロコンベクスプローブを置き、硬膜外腔を映し出す〔治療編（2.腰仙骨部）の7.仙骨硬膜外ブロックを参照〕。

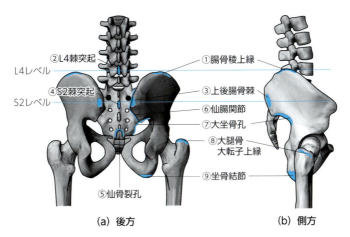

図1 腰仙骨部触診のための解剖

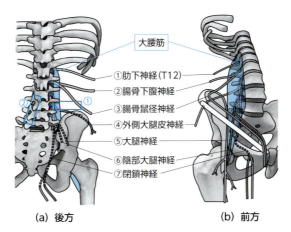

図2 腰神経叢の解剖とプローブ位置
　プローブ①：腰神経叢ブロック　プローブ②：腰椎椎間関節ブロック

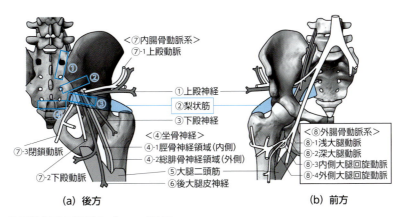

図3 仙骨神経叢の解剖とプローブ位置
　プローブ①：S1神経根ブロック・後仙腸靱帯内注入　　プローブ②：仙腸関節内注入
　プローブ③：傍仙骨アプローチ仙骨神経叢ブロック・梨状筋内注入　プローブ④：仙骨硬膜外ブロック

（臼井　要介）

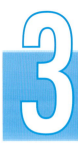

B. 上　肢

3 肩関節

触　診（図1）

①肩甲骨背部に浅在する肩甲棘を外側へ移動すると肩峰角で前方に曲がり、外側端で肩峰が触れる。
②肩峰から尾側へ移動すると大結節が触れる。
③大結節の内側には小結節があり、肩関節を内外旋させる大結節と小結節の間の結節間溝を走る上腕二頭筋長頭腱が触れる。
④小結節から内側頭側に移動すると肩甲骨の烏口突起が触れる。

肩関節の4層構造

肩関節の解剖を4層構造で表す。
- 第1層の肩甲上腕関節包は肩甲骨と上腕骨頭を包む関節包であり、上腕二頭筋長頭腱を包む長頭腱滑液包と肩甲下筋の背側に伸びる肩甲下滑液包と交通している（図2-a）。
- 第2層の腱板は肩甲下窩と小結節を結ぶ肩甲下筋、棘上窩と大結節を結ぶ棘上筋、棘下窩と大結節を結ぶ棘下筋、肩甲骨外縁と大結節を結ぶ小円筋からなる（図2-b）。
- 第3層の滑液包は肩甲下筋の表層には烏口下滑液包、棘上筋の表層には肩峰下滑液包、棘下筋と小円筋の表層には三角筋下滑液包があり、臨床上では1つの空間となっていることが多い（図2-c）。
- 第4層の三角筋はこれらを覆っている（図2-d）。

肩関節のプローブ位置（図3）

プローブ①（上腕二頭筋長頭腱滑液包）：大結節と小結節に合わせてプローブを置き、上腕二頭筋長頭腱を映し出す。肩甲上腕関節包内に液体が増えると上腕二頭筋長頭腱滑液包は膨らむ〔診断編（3. 肩関節）の3. 凍結肩、治療編（3. 肩関節）の3. 腱鞘部ブロックを参照〕。

プローブ②（肩甲上腕関節包前方、肩甲下滑液包）：小結節と烏口突起尾側にプローブを置き、小結節と肩甲下筋を映し出す。肩甲上腕関節包内に液体が増えると肩甲下滑液包は膨らむ。

プローブ③（烏口下滑液包、肩甲下筋）：小結節と烏口突起に合わせてプローブを置き、烏口突起と肩甲下筋を映し出す。肩甲下筋が収縮すると肩関節は内旋し小結節が烏口突起の中に収納される。このとき、肩甲下筋と烏口下滑液包が小結節と烏口突起のクッションの役割となる〔治療編（3. 肩関節）の1-B. 烏口下滑液包注射を参照〕。

プローブ④（肩峰下滑液包、棘上筋）：肩峰と大結節に合わせてプローブを置き、肩峰と棘上筋を映し出す。棘上筋が収縮すると肩関節は外転し大結節が肩峰の中に収納される。このとき、棘上筋と肩峰下滑液包が大結節と肩峰のクッションの役割となる〔診断編（3. 肩関節）の1. 腱板断裂、2. 石灰性腱炎、4. 腱板炎、5. 肩峰下滑液包炎、治療編（3. 肩関節）の1-A. 肩峰下滑液包注射を参照〕。

プローブ⑤（三角筋下滑液包、棘下筋、肩甲上腕関節包後方）：背側より大結節と棘下窩に合わせてプローブを置き、棘下筋を映し出す。棘下筋が収縮すると肩関節は外旋する。棘下筋の背側に三角筋下滑液包、棘下筋の腹側に肩甲上腕関節包が位置する〔治療編（3. 肩関節）の2. 肩関節内注射を参照〕。

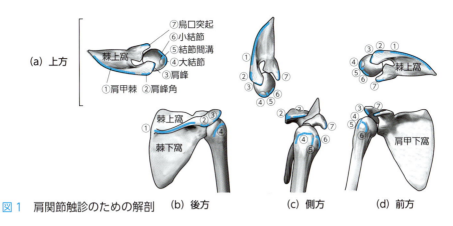

図1　肩関節触診のための解剖　(b) 後方　(c) 側方　(d) 前方

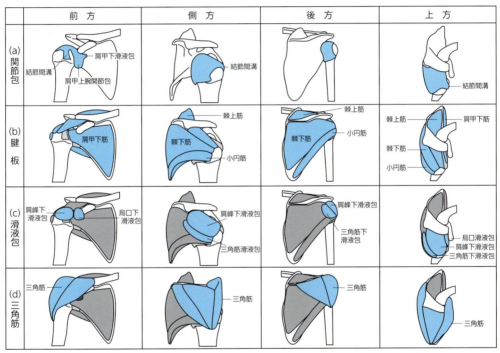

図2　肩関節の4層構造
　　　第1層は肩甲上腕関節包 (a)，第2層は肩甲下筋，棘上筋，棘下筋，小円筋からなる腱板 (b)，第3層は烏口下滑液包，肩峰下滑液包，三角筋下滑液包からなる滑液包 (c)，第4層は三角筋 (d)

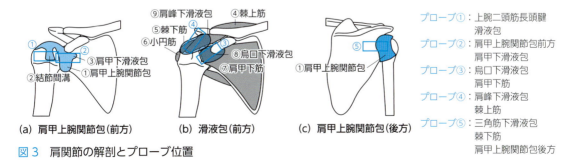

図3　肩関節の解剖とプローブ位置

（臼井　要介）

4-1 肘・手関節：回外と前腕屈筋群

B. 上　肢

触　診

<手関節掌側（図1-a）>
①前腕を回外させた状態で、尺骨茎状突起の遠位掌側に豆状骨が触れる。
②豆状骨と第2中手骨基底部を結ぶ線上で、豆状骨から約1横指に有鉤骨鉤が触れる。
③橈骨茎状突起の遠位掌側に舟状骨結節が触れる。
④舟状骨結節と第1中手骨基底部を結ぶ線上で、舟状骨結節から約1横指に大菱形骨結節が触れる。

<手根管とギオン管（図1-b）>
①手根管内を正中神経、4本の浅指屈筋腱、4本の深指屈筋腱、1本の長母指屈筋腱が通り、横手根靱帯がその腹側を覆っている。
②横手根靱帯の近位端は豆状骨と舟状骨結節を結ぶ線であり、遠位端は有鉤骨鉤と大菱形骨結節を結ぶ線である。
③豆状骨と有鉤骨鉤からなるギオン管内を尺骨神経と尺骨動脈が通る。

<肘関節（図1-c）>
①上腕骨遠位端は内外側に広がり、内側には前腕屈筋群が付着する内側上顆、外側には前腕伸筋群が付着する外側上顆を触れる。
②腹側では内側上顆から斜め前方に尺骨の鉤状結節を触れる。
③背側では両上顆の中間に尺骨近位端の肘頭突起を触れる。肘頭突起から尺骨骨幹を遠位にたどると尺骨茎状突起を触れる。

前腕回外と肘関節屈曲（図2）

● 前腕を回外させるのは筋皮神経支配の上腕二頭筋と、橈骨神経支配の腕橈骨筋と回外筋である。
● 肘関節を屈曲させるのは筋皮神経支配の上腕二頭筋と上腕筋と、橈骨神経支配の腕橈骨筋である。
● 腕橈骨筋は前腕屈筋群と伸筋群の間に位置し、主な機能は肘関節屈曲であるが、前腕回内位では回外筋、前腕回外位では回内筋として働く。

手関節屈曲（図3）

● 手関節を屈曲させるのは尺骨神経支配の尺側手根屈筋と正中神経支配の長掌筋と橈側手根屈筋である。

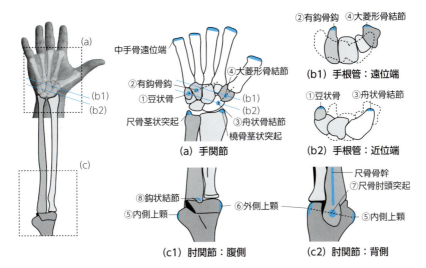

図1 前腕触診のための解剖

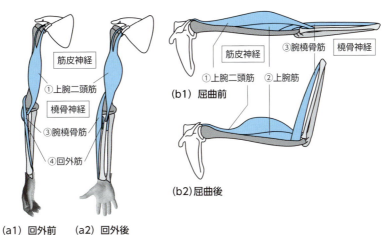

図2 前腕回外と肘関節屈曲の解剖

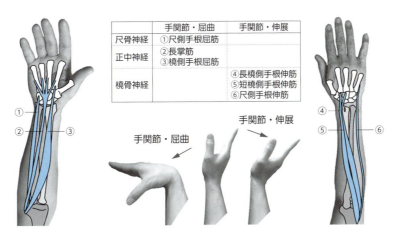

図3 手関節屈曲の解剖
　　尺側手根屈筋と橈側手根屈筋と長掌筋が収縮すると手関節は屈曲し，長・短橈側手根伸筋と尺側手根伸筋が収縮すると手関節は伸展する．

母指 CM 関節の動き（図4）

- 母指 CM 関節の動きには内転、屈曲、外転、伸展、対立運動があり、手の中に起始・停止をもつ手内筋群と、前腕に筋腹をもつ手外筋群がある。
- 母指 CM 関節を内転させるのは尺骨神経支配の母指内転筋と第一背側骨間筋（手内筋）である。
- 母指 CM 関節を屈曲させるのは尺骨神経支配の短母指屈筋・深頭と正中神経支配の短母指屈筋・浅頭（手内筋）と長母指屈筋（手外筋）である。
- 母指 CM 関節を外転させるのは正中神経支配の短母指外転筋（手内筋）と橈骨神経支配の長母指外転筋（手外筋）である。
- 母指 CM 関節を伸展させるのは橈骨神経支配の短母指伸筋と長母指伸筋（手外筋）である。
- 母指対立運動は正中神経支配の母指対立筋と短母指外転筋と短母指屈筋・浅頭（手内筋）と、橈骨神経支配の長母指外転筋（手外筋）など外転と軸回転からなる複合運動である。

前腕回外でのプローブ位置（図5）

- 尺骨神経は腋窩レベルでは上腕動脈の尺側を伴走し、上腕骨レベルで徐々に上腕動脈から離れていき、肘関節レベルでは上腕骨内側顆の背側から、尺側手根屈筋の上腕骨頭と尺骨頭を結ぶ Osborne 靱帯の深層（肘部管）を通過し、前腕中央レベルでは尺側手根屈筋の背側で尺骨動脈と伴走し、手関節近位レベルで尺側手背の知覚枝である手背枝と、手掌枝に分岐する。
- 手掌枝は豆状骨と有鈎骨鈎の間（ギオン管）を通った後に手内筋の運動枝である深枝と尺側手掌の知覚枝である浅枝に分岐する。
- 正中神経は腋窩から上腕レベルでは上腕動脈の腹側を伴走し、肘関節レベルでは円回内筋の上腕骨頭と尺骨頭の間、前腕近位レベルでは深指屈筋と浅指屈筋の間、前腕遠位レベルでは浅指屈筋の腹側、手関節では手根管内を通る。
- 前腕屈筋群には深層の深指屈筋、長母指屈筋、方形回内筋、中間層の浅指屈筋、浅層の尺側手根屈筋、長掌筋、橈側手根屈筋、円回内筋がある。
- 小指と環指の深指屈筋と尺側手根屈筋が尺骨神経支配であり、その他の筋肉は正中神経支配である。

プローブ①（肘部管症候群）：上腕骨内側上顆の背側から尺側手根屈筋の上腕骨頭と尺骨頭を結ぶ Osborne 靱帯まで、短軸でプローブを移動させて尺骨神経を映し出す〔診断編（4. 肘関節）の 3. 肘部管症候群を参照〕。

プローブ②（尺骨神経・前腕本幹ブロック）：プローブ 1 の続きで遠位に追うと尺骨神経は橈側より接近する尺骨動脈と伴走する。前腕中央レベルで尺側手根屈筋の背側、尺骨動脈の尺側にある尺骨神経本幹を映し出す〔治療編（4. 肘関節）の 2. レスキューブロックを参照〕。

プローブ③（尺骨神経・手背枝ブロック）：プローブ 2 の続きで遠位に追うと尺骨神経は手背枝と手掌枝に分岐する。手関節近位レベルで尺側手根屈筋の背側で尺側端に移動する手背枝を映し出す〔治療編（4. 肘関節）の 2. レスキューブロックを参照〕。

プローブ④（筋皮神経・腋窩本幹ブロック）：烏口突起の遠位レベルで烏口腕筋と上腕二頭筋短頭に対して短軸にプローブを置く。これらの筋肉内を通過する筋皮神経を映し出す〔治療編（4. 肘関節）の 2. レスキューブロックを参照〕。

プローブ⑤（正中神経・前腕本幹ブロック）：前腕中央レベルで深指屈筋と浅指屈筋に対して短軸にプローブを置く。これらの筋肉の間を通過する正中神経を映し出す〔治療編（4. 肘関節）の 2. レスキューブロックを参照〕。

プローブ⑥（手根管症候群）：豆状骨と舟状骨結節の間にプローブを置き、横手根靱帯と正中神経と 9 本の腱を映し出す〔診断編（5. 手関節・手）の 1. 手根管症候群を参照〕。

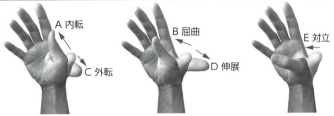

図4 母指CM関節の動き
第一背側骨間筋と母指内転筋が収縮すると内転，短・長母指屈筋が収縮すると屈曲，短・長母指外転筋が収縮すると外転，短・長母指伸筋が収縮すると伸展する．母指対立運動は母指対立筋，短母指外転筋，短母指屈筋，長母指外転筋など外転と軸回転からなる複合運動である．

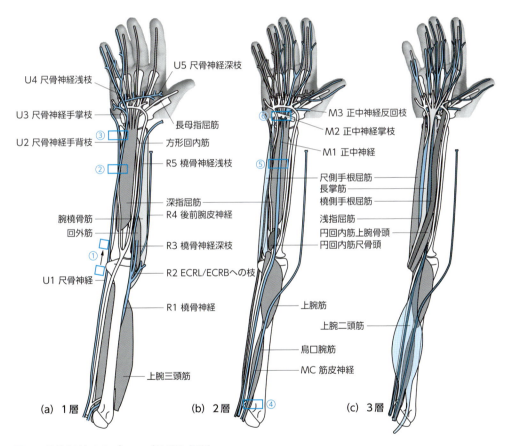

図5 前腕回外でのプローブ位置と解剖
橈骨神経の走行：(a) のみ．尺骨神経の走行：(a) と (b)．正中神経の走行：(b) と (c)．
筋皮神経の走行：(b) と (c)．
プローブ①：肘部管症候群　　　　　　プローブ②：尺骨神経・前腕本幹ブロック
プローブ③：尺骨神経・手背枝ブロック　プローブ④：筋皮神経・腋窩本幹ブロック
プローブ⑤：正中神経・前腕本幹ブロック　プローブ⑥：手根管症候群

（臼井　要介）

4-2 肘・手関節：回内と前腕伸筋群

B. 上　肢

触　診（図1）

<手関節背側（図1-a）>
①前腕を回内、手関節を外転（橈屈）させた状態で、尺骨茎状突起の遠位背側に三角骨が触れる。
②そのまま内転（尺屈）させると三角骨は手関節内に入り触れなくなる。
③前腕を回内、手関節を内転（尺屈）した状態で、橈骨茎状突起の遠位背側に舟状骨を触れる。
④そのまま外転（橈屈）させると舟状骨は手関節内に入り触れなくなる。

<伸筋支帯（図1-b）>
①伸筋支帯は手関節背側部で6つの区画を形成し、前腕伸筋群の12本の腱が通過する。
②橈骨茎状突起と尺骨茎状突起の間にリスター結節を触れる。
③橈骨茎状突起上に長母指外転筋腱と短母指伸筋腱が通る第1区画、リスター結節の尺側に長母指伸筋腱が通る第3区画がある。
④母指を伸展させると長母指外転筋腱・短母指伸筋腱と長母指伸筋腱からなる三角形の嗅ぎタバコ窩が確認でき、その深部に第1中手骨と大菱形骨からなる母指CM関節を触れる。

<肘関節（図1-c）>
①上腕骨外側上顆から遠位に移動すると上腕骨小頭と橈骨頭からなる腕橈関節を細い溝として触れる。

前腕回内と肘関節伸展（図2）

- 前腕を回内させるのは正中神経支配の円回内筋と方形回内筋である。
- 肘関節を伸展させるのは橈骨神経支配の上腕三頭筋と肘筋である。

手関節伸展（図3）

- 手関節を伸展させるのは橈骨神経支配の長・短橈側手根伸筋と尺側手根伸筋である。

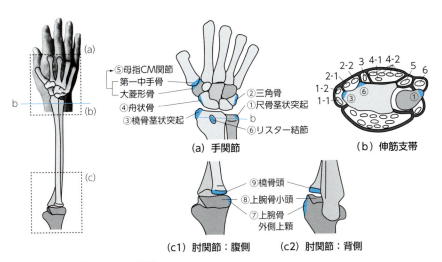

図1 前腕触診のための解剖

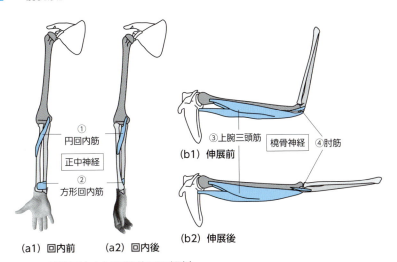

図2 前腕回内と肘関節伸展の解剖

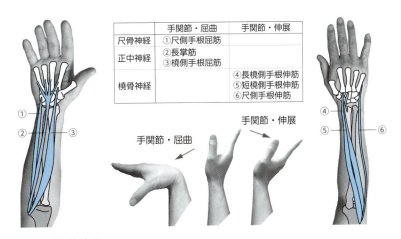

図3 手関節伸展
尺側手根屈筋と橈側手根屈筋と長掌筋が収縮すると手関節は屈曲し，長・短橈側手根伸筋と尺側手根伸筋が収縮すると手関節は伸展する．

前腕回内でのプローブ位置

- 橈骨神経は腋窩レベルでは上腕深動脈とともに上腕骨の背側へ進み、後上腕皮神経を分岐する。
- さらに橈骨神経は上腕骨中央レベルでは上腕骨と上腕三頭筋の間、上腕骨遠位レベルでは上腕三頭筋・腕橈骨筋と上腕骨の間を通り後前腕皮神経を分岐し、肘関節レベルで浅枝と深枝に分かれる。
- 前腕中央レベルで浅枝は橈骨動脈と伴走し橈側手背の皮神経となり、深枝は回外筋を貫通し長・短橈側手根伸筋以外の前腕伸筋群を支配する（図4）。
- 前腕伸筋群には深層の長母指外転筋（abductor pollicis longus m.：APL）、短母指伸筋（extensor pollicis brevis m.：EPB）、長母指伸筋（extensor pollicis longus m.：EPL）、示指伸筋（extensor indicis muscle：EI）と、浅層の長橈側手根伸筋（extensor carpi radialis longus m.：ECRL）、短橈側手根伸筋（extensor carpi radialis brevis m.：ECRB）、総指伸筋（extensor digitorum communis m.：EDC）、小指伸筋（extensor digiti quinti m.：EDQ）、尺側手根伸筋（extensor carpi ulnaris m.：ECU）があり、すべて橈骨神経支配である。
- APLとEPBは第1区画、ECRLとECRBは第2区画、EPLは第3区画、EDCは第4区画、EDQは第5区画、ECUは第6区画を通過する（図1-b）。

プローブ①（橈骨神経・本幹ブロック）：上腕骨中央レベルで上腕三頭筋に対して短軸にプローブを置く。上腕三頭筋と上腕骨の間に存在する橈骨神経を映し出す〔治療編（4.肘関節）の2.レスキューブロックを参照〕。

プローブ②（橈骨神経・後前腕皮神経ブロック）：プローブ①の続きで遠位に追うと橈骨神経の本幹は後前腕皮神経を分岐する。上腕骨遠位レベルで腕橈骨筋の背側にある後前腕皮神経を映し出す〔治療編（4.肘関節）の2.レスキューブロックを参照〕。

プローブ③（橈骨神経・浅枝ブロック）：プローブ②の続きで遠位に追うと橈骨神経の本幹は肘関節レベルで浅枝と深枝に分かれる。前腕中央レベルで腕橈骨筋の腹側で橈骨動脈の橈側にある浅枝を映し出す〔治療編（4.肘関節）の2.レスキューブロックを参照〕。

プローブ④（上腕骨外上顆炎・テニス肘）：上腕骨外側顆と橈骨頭にプローブを置き、外側顆の短橈側手根伸筋腱付着部を映し出す〔診断編（4.肘関節）の1.上腕骨外上顆炎を参照〕。

プローブ⑤（母指CM関節症）：長母指外転筋腱・短母指伸筋腱と長母指伸筋腱からなる嗅ぎタバコ窩にプローブを置き、第1中手骨と大菱形骨からなる関節を映し出す〔診断編（5.手関節・手）の3.母指CM関節症を参照〕。

プローブ⑥（ド・ケルバン病）：橈骨茎状突起上にプローブを置き、長母指外転筋腱と短母指伸筋腱が通る第1区画内を映し出す〔診断編（5.手関節・手）の2.ド・ケルバン病を参照〕。

プローブ⑦（尺側手根伸筋腱腱鞘炎）：尺骨茎状突起上にプローブを置き、尺側手根伸筋腱が通る第6区画内を映し出す〔診断編（5.手関節・手）の4.尺側手根伸筋腱腱鞘炎を参照〕。

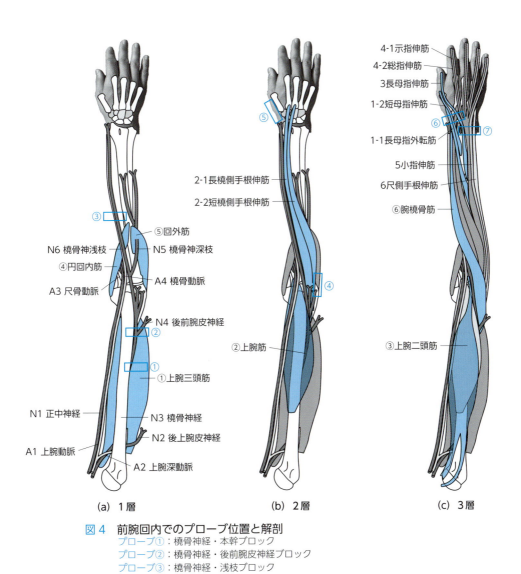

図4 前腕回内でのプローブ位置と解剖
プローブ①：橈骨神経・本幹ブロック
プローブ②：橈骨神経・後前腕皮神経ブロック
プローブ③：橈骨神経・浅枝ブロック
プローブ④：テニス肘・上腕骨外側上顆炎
プローブ⑤：母指CM関節症
プローブ⑥：ド・ケルバン病（第1区画腱鞘炎）
プローブ⑦：尺側手根伸筋腱腱鞘炎（第6区画腱鞘炎）

（臼井　要介）

C. 下 肢

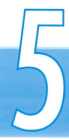

5 股関節

触 診（図1）

①上後腸骨棘から頭側へ腸骨稜をたどると腸骨稜上縁となり、そのまま腹側尾側へたどると、突き出た上前腸骨棘を触れ、さらにその下に下前腸骨棘が触れる。
②上前腸骨棘から内側・尾側へ鼠径靱帯をたどると恥骨結節が触れる。
③恥骨結節の高さで大腿骨外側に幅広い隆起の大転子が触れる。
④大腿骨の頸部軸と骨幹部軸からなる頸体角は成人で約135°である。

股関節内注入のプローブ位置（図2）

- 総腸骨動脈から分枝する外腸骨動脈は鼠径靱帯の背側を通り総大腿動脈となる。
- 鼠径靱帯より約4cm遠位で浅大腿動脈と深大腿動脈に分岐し、深大腿動脈は分岐後すぐに外側および内側大腿回旋動脈を分岐する。
- 大腿神経は腸骨筋と大腰筋の間を下降し鼠径靱帯の背側を通り大腿四頭筋と縫工筋に枝を出したのちに、縫工筋の背側で浅大腿動脈と伴走する。

プローブ①（股関節内注入）：大腿骨の頸部軸と平行にプローブを置き、大腿骨頸部を映し出す〔診断編（6.股関節）の1.変形性股関節症、治療編（6.股関節）の1.股関節内注射を参照〕。

鼠径部神経ブロックのプローブ位置

＜外側大腿皮神経（L2、3）＞
- 腸骨筋の腹側を通り、鼠径靱帯を貫通後に大腿筋膜張筋と縫工筋の間から皮下組織へ出る（図3-a）。

＜閉鎖神経（L2、3、4）＞
- 大腰筋の内側を通り、骨盤内側から閉鎖孔を通り、前枝と後枝に分岐する。
- 前枝は長内転筋と短内転筋の間、後枝は短内転筋と大内転筋の間を通る（図3-b）。

＜大腿神経（L2、3、4）＞
- 腸骨筋と大腰筋からなる腸腰筋の腹側を通り、腸腰筋筋膜に覆われている。
- 一方大腿動静脈は血管鞘に覆われているため、大腿神経と大腿動静脈は別空間を通る（図3-c）。

プローブ①（外側大腿皮神経ブロック）：大腿シワの線上で最外側にプローブを置き、大腿筋膜張筋と縫工筋を映し出し、皮下組織内の外側大腿皮神経を探す〔診断編（6.股関節）の3.外側大腿皮神経障害、治療編（6.股関節）の2.外側大腿皮神経ブロックを参照〕。

プローブ②（閉鎖神経ブロック）：大腿シワの線上で最内側にプローブを置き、長内転筋、短内転筋、大内転筋を映し出す。長内転筋と短内転筋の間の閉鎖神経前枝と短内転筋と大内転筋の間の閉鎖神経後枝を探す。

プローブ③（大腿神経ブロック）：大腿シワの線上で大腿動静脈の外側にプローブを置き、腸腰筋を映し出す。腸腰筋とその腹側にある腸腰筋筋膜の間で大腿神経を探す。

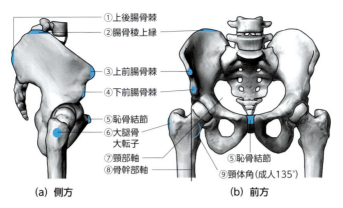

図1　股関節触診のための解剖
(a) 側方　(b) 前方

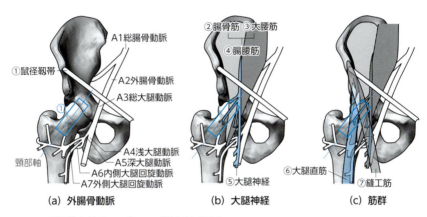

図2　股関節内注入のプローブ位置と解剖
(a) 外腸骨動脈　(b) 大腿神経　(c) 筋群

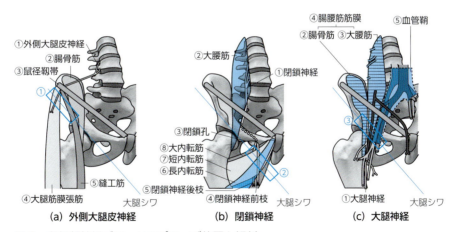

図3　鼠径部神経ブロックのプローブ位置と解剖
(a) 外側大腿皮神経ブロック，(b) 閉鎖神経ブロック，(c) 大腿神経ブロック
プローブ①：外側大腿皮神経ブロック
プローブ②：閉鎖神経ブロック
プローブ③：大腿神経ブロック

（臼井　要介）

C. 下 肢

6 膝関節

触 診（図1）

①膝蓋骨下端から遠位に移動すると膝蓋腱付着部である脛骨粗面が触れる。
②膝蓋骨外側端から外側に移動すると大腿骨外側上顆を触れ、そこから遠位に移動すると関節腔外側を線として触れ、さらに遠位に移動すると腓骨頭が触れる。
③膝蓋骨内側端から内側に移動すると大腿骨内側上顆が触れ、そこから遠位に移動すると関節腔内側を線として触れ、さらに遠位に移動すると脛骨体内側面が触れる。
④脛骨粗面と大腿骨外側上顆の間に腸脛靱帯付着部のGerdy結節が触れる。
⑤脛骨粗面と脛骨体内側面の間に縫工筋、薄筋、半腱様筋の付着部である鵞足部が触れる。

膝関節前方の解剖とプローブ位置（図2）

- 膝関節包は大腿骨腹側に膝蓋上囊を伸ばし、大腿骨腹側と膝蓋上囊の間に大腿骨前脂肪体がある。
- 膝蓋骨が関節包の腹側に位置し、膝蓋骨の頭側に膝蓋上脂肪体、尾側に膝蓋下脂肪体がある。
- 膝蓋骨の腹側に膝蓋前滑液包、脛骨と膝蓋腱の間に深膝蓋下滑液包、膝蓋腱の腹側に浅膝蓋下滑液包がある。

プローブ①（膝蓋上囊アプローチ膝関節内注射・交差法）：膝蓋骨の頭側で大腿骨長軸と平行にプローブを置き、大腿骨前脂肪体と膝蓋上脂肪体に挟まれた膝蓋上囊を映し出す〔診断編（7.膝関節）の3.膝関節周囲水腫、治療編（7.膝関節）の1.膝関節内注射を参照〕。

プローブ②（膝蓋上囊アプローチ膝関節内注射・平行法）：膝蓋上囊に液体が貯留している場合は、膝蓋骨の頭側で大腿骨長軸と垂直にプローブを置き、内側から外側に押して液体を外側に集める。

プローブ③（膝蓋腱）：膝蓋骨の尾側で大腿骨長軸と平行にプローブを置き、膝蓋腱の線維を映し出す〔診断編（7.膝関節）の1.ジャンパー膝を参照〕。

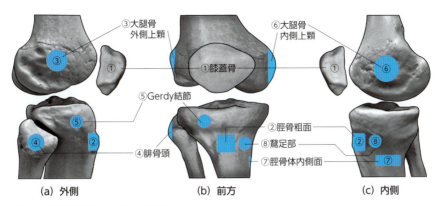

図1 膝関節触診のための解剖

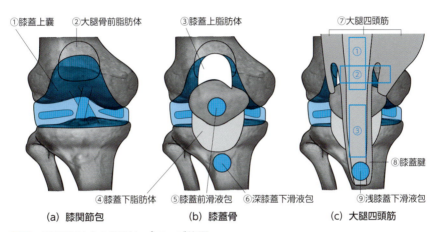

図2 膝関節前方の解剖とプローブ位置
　　プローブ①：膝蓋上囊アプローチ膝関節内注射・交差法
　　プローブ②：膝蓋上囊アプローチ膝関節内注射・平行法
　　プローブ③：膝蓋腱

膝関節内外側の解剖とプローブ位置（図3）

- 外側側副靱帯は大腿骨外側上顆と腓骨頭を結ぶ靱帯であり、内側側副靱帯は大腿骨内側上顆と脛骨体内側面を結ぶ靱帯である。
- 内側側副靱帯滑液包は内側側副靱帯の深層と浅層の間に挟まれており、鵞足部滑液包は内側側副靱帯の浅層と縫工筋、薄筋、半腱様筋からなる鵞足に挟まれている。

プローブ①（外側側副靱帯）：大腿骨外側上顆と腓骨頭の間にプローブを置き、外側側副靱帯の線維を映し出す。

プローブ②（内側側副靱帯）：大腿骨内側上顆と脛骨体内側面の間にプローブを置き、内側側副靱帯の線維を映し出す。内側側副靱帯深層は内側半月体と付着し、浅層との間に滑液包がある〔診断編（7.膝関節）の2.膝関節内側、外側側副靱帯損傷を参照〕。

膝関節後方の解剖とプローブ位置（図4）

- 膝関節背側の膝窩は菱形をしており、頭側内側は半膜様筋、頭側外側は大腿二頭筋、尾側内側は腓腹筋内側頭、尾側外側は腓腹筋外側頭からなる。
- 坐骨神経は半膜様筋外側縁と大腿二頭筋内側縁の交点付近で2本に分岐し、総腓骨神経は大腿二頭筋内側縁を通り、脛骨神経は膝窩動脈と伴走する。

プローブ①（膝窩アプローチ坐骨神経ブロック）：脛骨神経と総腓骨神経の分岐部を映し出す。

プローブ②（Baker嚢胞）：半膜様筋と腓腹筋の間を映し出す。正常では嚢胞は映らない〔診断編（7.膝関節）の3.膝関節周囲水腫、治療編（7.膝関節）の2.Baker嚢胞穿刺を参照〕。

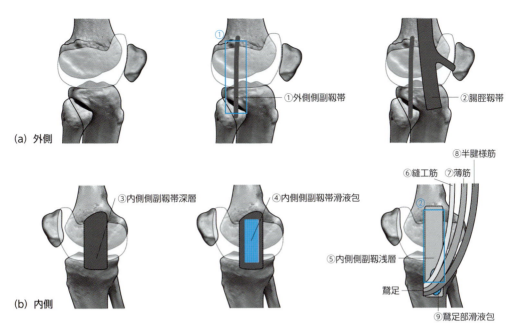

図3 膝関節内外側の解剖とプローブ位置
　　プローブ①：外側側副靱帯
　　プローブ②：内側側副靱帯

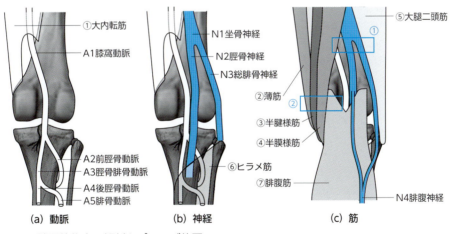

図4 膝関節後方の解剖とプローブ位置
　　プローブ①：膝窩アプローチ坐骨神経ブロック
　　プローブ②：Baker囊胞．正常では囊胞は映らない．

（臼井　要介）

C. 下 肢

7 足関節・足

骨・関節（図1）

- 距踵関節は距骨と踵骨からなる。
- 足根骨群は距骨と踵骨からなる後部足根骨群と、舟状骨、立方骨、内側・中間・外側楔状骨からなる前部足根骨群に分類される。
- 足根骨群の間にある横足根（ショパール）関節は距舟関節（距骨・舟状骨）と踵立方関節（踵骨・立方骨）からなる。
- 距骨下関節は距舟関節の前部と距舟関節からなる。
- 距腿（足）関節は距骨と下腿（脛骨・腓骨）からなる。
- 足根中足（リスフラン）関節は後部足根骨群と中足骨群からなる。

触 診

＜外側（図2-a、b）＞
①腓骨外果の前方に距骨頸部、後方に距骨外側結節、尾側に踵骨の腓骨筋滑車、そして腓骨筋滑車の後方に踵骨外側面が触れる。
②第5中足骨基部外側に突き出る短腓骨筋腱付着部の第5中足骨粗面が触れる。
③外側側副靱帯は外果と距骨頸部を結ぶ前距腓靱帯、外果と距骨外側結節を結ぶ後距腓靱帯、外果と踵骨外側面を結ぶ踵腓靱帯の3つからなる。

＜内側（図2-c、d）＞
①脛骨内果の前方に距骨頸部、後方に距骨内側結節、尾側に踵骨の載距突起が触れる。
②第1中足骨の内側から近位に移動すると内側楔状骨、舟状骨の順に触れる。三角靱帯は内果と距骨頸部を結ぶ前脛距靱帯、内果と舟状骨結節を結ぶ脛舟靱帯、内果と踵骨載距突起を結ぶ脛踵靱帯、内果と距骨内側結節を結ぶ後脛距靱帯の4つからなる。

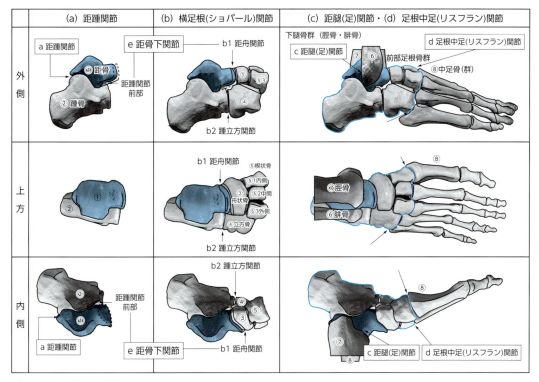

図1 骨・関節の解剖
(a) 距踵関節, (b) 横足根 (ショパール) 関節, (c) 距腿 (足) 関節, (d) 足根中足 (リスフラン) 関節, (e) 距骨下関節 (距踵関節前部＋距舟関節)
①距骨, ②踵骨, ③舟状骨, ④立方骨, ⑤楔状骨 (⑤1 内側・⑤2 中間・⑤3 外側), ⑥脛骨, ⑦腓骨, ⑧中足骨群
後部足根骨群①＋②, 前部足根骨群③＋④＋⑤, 下腿骨群⑥＋⑦

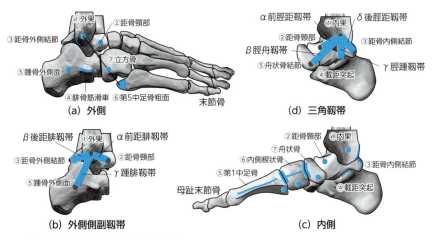

図2 足関節触診のための解剖
(a) 外側, (b) 外側側副靱帯 [α 前距腓靱帯, β 後距腓靱帯, γ 踵腓靱帯],
(c) 内側, (d) 三角靱帯 [α 前脛距靱帯, β 脛舟靱帯, γ 脛踵靱帯, δ 後脛距靱帯]

足関節のプローブ位置

- 距腿（足）関節の運動軸より背側を通る長腓骨筋、短腓骨筋、長母趾屈筋、長趾屈筋、後脛骨筋が収縮すると、距腿（足）関節は底屈（屈曲）する（図3-a）。
- 距腿（足）関節の運動軸より腹側を通る長母趾伸筋、長趾伸筋、第3腓骨筋、前脛骨筋が収縮すると、距腿（足）関節は背屈（伸展）する（図3-b）。
- 距骨下関節の運動軸より外側を通る短腓骨筋、長腓骨筋、第3腓骨筋、長趾伸筋が収縮すると距骨下関節は外がえしとなる。
- 外がえし時に三角靱帯がストッパー役となる（図3-c）。
- 距骨下関節の運動軸より内側を通る長母趾伸筋、前脛骨筋、長母趾屈筋、長趾屈筋、後脛骨筋が収縮すると、距骨下関節は内がえしとなる。
- 内がえし時に外側側副靱帯がストッパー役となる（図3-d）。

プローブ①（浅腓骨神経・深腓骨神経）：腓骨外果近位の腹側にプローブを置き、腓骨、短・長腓骨筋を映し出す〔治療編（8.足関節・足）の2.足関節ブロックを参照〕。

プローブ②（距骨下関節）：腓骨外果遠位にプローブを置き、距骨、踵骨、短・長腓骨筋を映し出す〔診断編（8.足関節・足）の7.足根洞症候群を参照〕。

プローブ③（脛骨神経）：脛骨内果とアキレス腱に合わせてプローブを置き、後脛骨筋、長趾屈筋、長母趾屈筋、脛骨神経、後脛骨動静脈を映し出す〔診断編（8.足関節・足）の6.足根管症候群を参照、治療編（8.足関節・足）の2.足関節ブロックを参照〕。

プローブ④（アキレス腱・踵骨後方滑液包）：踵骨とアキレス腱に合わせてプローブを置き、アキレス腱、踵骨後方滑液包を映し出す〔診断編（7.足関節・足）の3.アキレス腱症、アキレス腱付着部症、踵骨後方滑液包炎を参照〕。

プローブ⑤（距腿〔足〕関節）：脛骨前縁と距骨滑車前縁に合わせてプローブを置き、距腿〔足〕関節を映し出す〔診断編（8.足関節・足）の1.変形性足関節症、4.前方インピンジメント症候群を参照、治療編（8.足関節・足）の1.足関節内注入を参照〕。

プローブ⑥（前距腓靱帯）：腓骨外果と距骨頸部に合わせてプローブを置き、前距腓靱帯を映し出す〔診断編（8.足関節・足）の1.変形性足関節症、7.足根洞症候群を参照〕。

プローブ⑦（足底腱膜）：足底部にプローブを置き、足底腱膜を映し出す〔診断編（8.足関節・足）の2.足底腱膜症を参照〕。

プローブ⑧（腓腹神経）：腓骨外果近位の背側にプローブを置き、長母趾屈筋腱、腓腹神経を映し出す〔治療編（8.足関節・足）の2.足関節ブロックを参照〕。

プローブ⑨（長母趾屈筋腱）：脛骨内果の背側に合わせてプローブを置き、距骨、踵骨、長母趾屈筋腱を映し出す〔診断編（8.足関節・足）の5.後方インピンジメント症候群を参照〕。

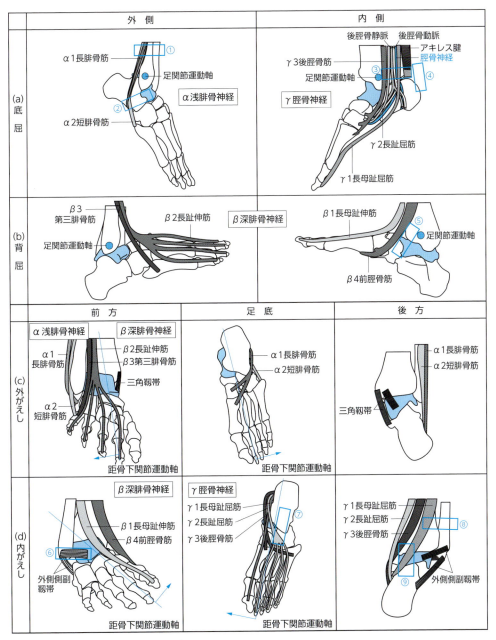

図3 足関節のプローブ位置と解剖
α浅腓骨神経（α1長腓骨筋，α2短腓骨筋），β深腓骨神経（β1長母趾伸筋，β2長趾伸筋，β3第3腓骨筋，β4前脛骨筋），γ脛骨神経（γ1長母趾屈筋，γ2長趾屈筋，γ3後脛骨筋）
プローブ①：浅腓骨神経・深腓骨神経ブロック
プローブ②：距骨下関節
プローブ③：脛骨神経ブロック
プローブ④：アキレス腱・踵骨後方滑液包
プローブ⑤：距腿［足］関節
プローブ⑥：前距腓靱帯
プローブ⑦：足底腱膜
プローブ⑧：腓腹神経ブロック
プローブ⑨：長母趾屈筋腱

（臼井　要介）

コラム　生理食塩水注射によるエコーガイド下 fascia リリース

近年、運動器疼痛の原因として、筋膜性疼痛症候群（myofascial pain syndrome：MPS）を始めとする fascia（脂肪織・筋膜・靱帯・腱を含む線維性結合組織の総称）に起因した病態が注目され、その局所治療の一つである生理食塩水注射は、安全かつ即効性のある治療手技として普及しつつある。

そもそも、1980 年に、MPS 治療に使用する薬液は局所麻酔薬よりも生理食塩水が優れるというランダム化比較試験（RCT）が Lancet に報告されていた。2008 年の Cochrane Review では「MPS に対する局所注射の治療効果は、各種局所麻酔薬・ステロイド・ボツリヌス毒素 A と生理食塩水（プラセボ）と同等であった」と示された。この研究結果は「生理食塩水はプラセボではなく他薬液と同等程度に有効である」とも解釈できたが、生理食塩水はプラセボであるという観念は根強かった。一方、これら過去の局所注射に関するほとんどの研究手法は"ブラインド注射"であり、その精度は大きな課題であった。

近年の技術革新により、エコーは MRI や CT よりも分解能が優れ、局所注射の精度を飛躍的に向上させた。われわれは、2010 年に MPS に対して筋外膜間（筋外膜と筋外膜の間隙）への局所麻酔薬注入が有効であることを報告した。2012 年には、筋外膜間への生理食塩水注入直後に、著明な鎮痛効果と組織の柔軟性と滑走性改善を認め、2016 年に RCT により筋外膜間への生理食塩水注射の有効性を報告した[1]。その後、この手技が筋膜以外の Fascia への有効性を確認し、現在では「エコーガイド下 fascia リリース（以下、本手技）」という名称で広く実践されている。

本手技は、従来のトリガーポイント注射のように単に圧痛のある部位に注射を行う手技ではない。病歴、関連痛パターン、fascia の連続性、可動域制限・疼痛誘発動作、エコーによる組織の滑走性と伸張性の評価、圧痛点の評価により異常な fascia を解剖学的に詳細に検索し、治療点を同定する。推察した治療点をていねいに触診し、最も圧痛が強い部位にエコープローブを当てる。圧痛点の近傍で最も白く厚く重積した fascia をエコー画像上に確認し、注射針の刺入経路に、血管や神経などがないことを確認する。エコーガイド下に針先を進め、治療点である fascia に到達したら、針先を微妙にずらしながら、薄紙を剥がす（バラバラになる）ように薬液を注入する。肩こり症や肩痛に頻用する僧

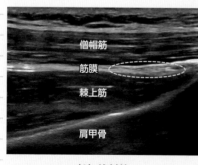
(A) 注射前

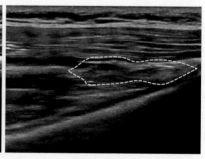
(B) 注射後

図　僧帽筋と棘上筋の筋外膜間の生理食塩水注射によるエコーガイド下 Fascia リリース
(A) 圧痛があり重積した筋膜（破線枠）
(B) Fascia がバラバラにリリースされている（破線枠）.

帽筋と棘上筋の筋外膜間の fascia リリース手技を提示した（図）。注射後は、痛みや可動域の改善を確認する。

　われわれは、既存の運動器学・整形外科学との有機的な融合を目指し、fascia の用語制定、fascia の癒着強度の grading、fascia による各種病態の再整理による診断と治療（徒手・鍼・注射・鏡視下手術・物理療法・運動療法など）の系統化による多職種連携を目指している[2,3]。

文　献
1) Kobayashi T et al. Effects of interfascial injection of bicarbonated Ringer's solution, physiological saline and local anesthetic under ultrasonography for myofascial pain syndrome―Two prospective, randomized, double-blinded trials―. Jr Juzen Med Soc 2016；125：40-9.
2) 木村裕明, 高木恒太朗, 並木宏文ほか編. 解剖・動作・エコーで導く Fascia リリースの基本と臨床. 東京：文光堂；2017.
3) 白石吉彦, 白石裕子, 皆川洋至編. THE 整形内科. 東京：南山堂；2016.

（木村　裕明）

第Ⅲ章
診断編

A. 体　幹

1 頭頸部

1 頸椎症、頸椎椎間板ヘルニア

 疾患の概要

＜病態＞
- 頸椎症、頸椎椎間板ヘルニアともに神経根症または脊髄症を生じるが、超音波診断を用いたブロック療法の適応となるのは主として神経根症である。

1) 頸椎症
- 椎間板の膨隆、椎間板、ルシュカ関節、椎間関節の骨棘、椎間関節の肥厚などの頸椎の変性、また動的な脊柱管狭窄症により、神経根または脊髄が圧迫され、頸部や四肢のさまざまな症状が生じる。

2) 頸椎椎間板ヘルニア
- 頸椎の椎間板組織が線維輪を破り後方や後側方に脱出し、脊髄や神経根を圧迫して神経症状を来す。
- 頸椎症と比較し若年に発症し、急激な発症経過をたどることが多い。

＜頸椎椎間板ヘルニアの分類＞
- 脱出方向別の分類[1]：
  - 正中型（図 1-1-a）、傍正中型（図 1-1-b）、外側型（図 1-1-c）があり、主として正中型では脊髄、外側型では神経根、傍正中型では両方が圧迫され得る。
- 脱出の形態による分類：
  - 後縦靱帯を穿破していない protruded type
  - 後縦靱帯の深層のみを穿破している interligamentous type
  - 後縦靱帯全層を穿破して硬膜外腔に脱出した epidural type

＜症状＞
1) 神経根症
- 通常頸部痛で発症する。高頻度で肩甲背部痛もある。肩、上肢の痛みやしびれ、脱力も生じ得るが、通常片側性である[2]。
- 罹患高位の頻度は C7 が最も多く、次いで C6、8、5 の順である。

2) 脊髄症
- 頸部痛や肩甲背部痛は必ずしも出現せず、多くは両側性である。上肢では、手指のしびれに続いて徐々に手指の巧緻運動障害が出現し、下肢ではふらつき、階段昇降の不安定さなどの立位、歩行障害が徐々に進行する。進行例では四肢麻痺が重症化し、膀胱直腸障害が出現する。
- C5/6 椎間が最も多く、次いで C4/5、3/4 の順である。

＜診察所見＞
1) 神経根症
- 頸椎を側屈した状態で、後屈を加えると症状が再現される Spurling 徴候がみられる。

2) 脊髄症
- 頸椎を後屈した状態で頭部に軸圧を加えると背部から下肢まで電撃痛が走る Jackson テストが陽性となる。

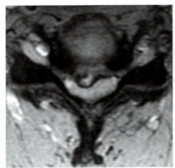 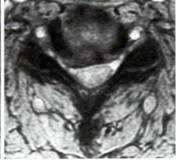 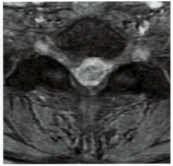

（a）正中型　　　　　　　（b）傍正中型　　　　　　（c）外側型

図 1-1　頸椎椎間板ヘルニアによる神経根の圧迫と脊髄の圧迫の MRI 画像

表 1-1　神経根障害の高位診断

障害神経根	C5	C6	C7	C8
腱反射	上腕二頭筋	上腕二頭筋	上腕三頭筋	上腕三頭筋
筋力	三角筋	上腕二頭筋	上腕三頭筋	手内筋
指の知覚障害	なし	母指	2～3 指	5 指

(Tanaka Y, Kokubun S, Sato T, et al. Cervical roots as origin of pain in the neck or scapular regions. Spine (Phila Pa 1976) 2006；31：E568-73)

- 痛みやしびれの部位、神経学的診察による腱反射、筋力、知覚障害により、障害高位診断が推定できる（表 1-1）[2]。
- また、同一椎間での圧迫病変でも、神経根症と脊髄症では、神経学的徴候が異なる。

図 1-2　頸椎伸展による動的脊柱管狭窄

<画像診断>
- 単純 X 線検査：
- 変性疾患の所見として、椎間板や椎間関節からの骨棘形成、椎間板高の低下、終板の骨硬化像、骨吸収像、椎骨間の配列異常、靱帯骨化を評価する。
- 側面像では脊柱管前後径が計測でき、機能撮影では前屈ではすべり症などの不安定性がみられ、後屈では椎体後下縁は、一つ下の椎弓との間で脊柱管の動的な狭窄を生じることがある（図 1-2）。
- 斜位像では骨棘の形成による椎間孔狭窄を認める。
- これらの所見は、必ずしも直接の頸部痛の原因ではない。

- MRI 検査：
- 椎間板ヘルニアでは、矢状断像で椎間板から後方に突出する軟部組織腫瘤がみられ、圧迫された脊髄は T2 強調画像で高輝度信号変化を伴うことがある（図 1-3）。
- 横断像では、椎間板から椎間孔、または脊柱管内で、脊髄または神経根を圧迫する所見を認める（図 1-1-a、b、c）。
- これらの異常所見は無症候性のことも多い。
- CT 検査：
- 外傷の疑いや、手術を検討する場合などに行うことが多い。
- 脊髄造影と造影後 CT は骨性組織と圧迫病変

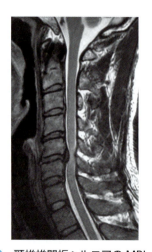

図 1-3 頸椎椎間板ヘルニアの MRI、T2 強調矢状断像
C5/6 椎間板より後方に突出する軟部組織腫瘤により、圧迫された脊髄は高輝度信号変化を伴う.

との関連がより明瞭となる。

<超音波診断との関連性>
- 頸椎椎間板ヘルニアの原因診断では、超音波診断はその利点を発揮することが困難である。
- 超音波を用いた頸椎疾患に対するブロック療法で高位診断に指標となる解剖学的構造が、C6 と C7 の横突起である。
- 患者は仰臥位または側臥位とする。
- 横突起は、C6 では前結節と後結節に分かれ（図 1-4-a、b）、C7 では前結節が存在しないこと（図 1-5-a、b）から鑑別する[3]。C6、7 を確認後、上位レベルへプローブを移動して高位を判定する。しかし C7 横突起にも前結節が約 1% の頻度で認められることに留意する[4]。

<鑑別診断>
- 胸郭出口症候群、肘部管症候群、手根管症候群などの絞扼性末梢神経障害や、化膿性脊椎炎、リウマチ性脊椎症、透析性脊椎症、腫瘍（原発性、転移性・Pancoast 腫瘍）、炎症性がある。
- 多発性硬化症や筋萎縮性側索硬化症などの脊髄変性疾患も類似の症状を呈し得る。

治療方針

1）神経根症
- 頸部痛や上肢痛が増強する頸の肢位を避ける、頸椎の伸展防止を指導するなど生活指導をする。
- 動作時痛が強い場合は頸椎カラー装着も効果的である。
- 薬物治療には、消炎鎮痛薬のほか、非オピオイド性鎮痛薬も用いられる。
- 症状が強い例で神経根ブロックまたは硬膜外ブロックが適応される。
- 神経麻痺がある場合や 3 ヶ月以上の保存療法に抵抗性の場合は手術適応がある。

2）脊髄症
- 軽度の症状では頸椎の安静、カラー装着、消炎鎮痛薬で対処する。
- ブロック治療の適応は通常はない。
- 神経麻痺が進行性の場合や圧迫が強く脊髄内の信号変化がある場合は、脊髄の不可逆性変化を最小限にするため、早期の前方固定術や後方除圧術を考慮する。

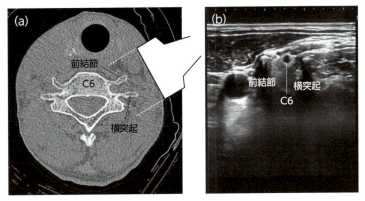

図 1-4　C6 の（a）CT 横断像，（b）超音波画像
横突起は前結節と後結節がある．

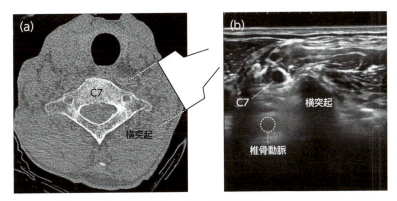

図 1-5　C7 の（a）CT 横断像，（b）超音波画像
横突起には前結節がなく，後結節はないもしくはなだらかな隆起のみである．
椎骨動脈は横突孔を通らず，椎体前方を通る．

（本郷　道生、島田　洋一）

2 頸椎椎間関節症

 疾患の概要

<病態>
- 慢性頸部痛における頻度は約35〜55%とされる[5]。
- その病態は不明な点も多く、診断基準は明確ではない。
- しかし椎間関節内ブロックも一定の効果があり、椎間関節由来を疑い治療を進めながら診断を確定する。このプロセスでは超音波を用いた椎間関節ブロックは有力な診断ツールとなる。

<症状>
- 後頭部から上部、下部頸部痛、肩の関連痛など広範囲の痛み[6]

<診察所見>
- 側頸部の椎間関節に一致した部分の圧痛。頸椎の伸展、または回旋動作で疼痛が再現または増強する。

<画像診断>
- 単純X線またはMRI検査：
  ・関節の変性所見や局所の後弯（図2-1-a）を認める。超音波検査でも同部に関節の開大（図2-1-b）を認める。

 治療方針

- 超音波ガイド下の関節内注射で椎間関節由来の痛みの診断と治療が同時にできる。
- C6とC7のレベルを同定後、後方からの撮像により椎間関節を描出し、やや前方よりの側方から穿刺する（図2-2）。
- 頸椎内側枝ブロックも椎間関節由来の痛みの診断と治療に用いられる。

文　献
1) Rothman RH, Marvel JP, Jr. The acute cervical disk. Clin Orthop Relat Res 1975；109：59-68.
2) Tanaka Y, Kokubun S, Sato T, et al. Cervical roots as origin of pain in the neck or scapular regions. Spine (Phila Pa 1976) 2006；31：E568-73.
3) Martinoli C, Bianchi S, Santacroce E, et al. Brachial plexus sonography：a technique for assessing the root level. AJR Am J Roentgenol 2002；179：699-

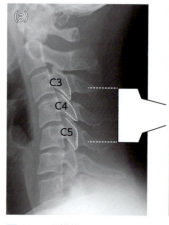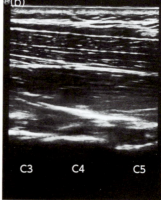

図2-1　頸椎椎間関節症例
　　　（a）単純X線側面像
　　　　　C4/5で局所後弯を認め，椎間関節腔の開大を認める．
　　　（b）椎間関節の超音波縦断像
　　　　　C4〜5椎間関節の開大を認める．

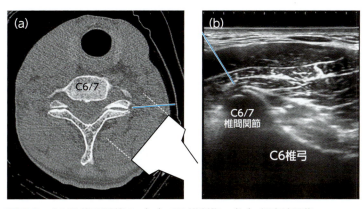

図 2-2 C6/7 椎間関節の（a）CT 横断像，（b）超音波画像
やや側方やや前方から穿刺する．

702.
4) Takeuchi M, Aoyama M, Wakao N, et al. Prevalence of C7 level anomalies at the C7 level : an important landmark for cervical nerve ultrasonography. Acta Radiol 2015.
5) Narouze SN, Provenzano DA. Sonographically guided cervical facet nerve and joint injections : why sonography? J Ultrasound Med 2013 ; 32 : 1885-96.
6) Bogduk N, Marsland A. The cervical zygapophysial joints as a source of neck pain. Spine（Phila Pa 1976）1988 ; 13 : 610-7.

（本郷　道生、島田　洋一）

A. 体　幹

2 腰仙骨部

1 腰部脊柱管狭窄症、腰椎椎間板ヘルニア

疾患の概要

<病態>

1) 腰部脊柱管狭窄症

- 腰椎の加齢・退行性変化によって馬尾および神経根が圧迫されることで生じる。要因には、椎間板の膨隆（ヘルニア）、黄色靱帯の肥厚、変性すべり、椎間関節の変化などがある。50歳代以降に発症することが多く、その診断・治療に対する需要は急増している。
- 神経圧迫の様式により、①馬尾型（脊柱管全体の狭窄により馬尾神経が高度に圧迫され、両下肢の神経症状で発症）、②神経根型（通常単神経根の圧迫により片側の下肢痛やしびれで発症）、③混合型（馬尾型と神経根型の症状が合併している状態）に大別される。

2) 腰椎椎間板ヘルニア

- 椎間板組織は、外側の線維性の硬い組織（線維輪）と、内側の柔らかい組織（髄核）で構成される。椎間板ヘルニアは外力などにより髄核が椎間板後方の線維輪を突き破り、硬膜外に突出さらには脱出したものである。脱出した髄核が主に神経根の分岐部や硬膜管を圧迫することで、神経支配域にそった神経症状が生じる。若年者から高齢者にかけて幅広い年齢層に発症する。脊柱管狭窄症の原因の一つともなり得る。

<症状>

1) 腰部脊柱管狭窄症

- 馬尾型：
  - 両下肢のしびれで発症することが多く、重篤になると両下肢の筋力低下や排尿障害が起こる。特徴的な症状には、歩行によって下肢のしびれが増強して立ち止まらざるをえず、前屈姿勢で休むと再び歩けるようになる、いわゆる間欠性跛行がある。
- 神経根型：
  - 通常単一神経根の圧迫により、片側の下肢痛やしびれや痛みで発症することが多い。保存的治療により症状が軽快することが多い。一方椎間孔部や椎間孔外で神経根が圧迫される場合は、痛みの程度が強く、保存的治療が効きにくいことが多い。

2) 腰椎椎間板ヘルニア

- 腰部脊柱管狭窄症の「神経根型」との共通点が多い。
- 腰痛や片側性の下肢の痛み・しびれが一般的である。
- 腰椎椎間板ヘルニアに伴う腰痛の原因としては、腰部神経根後枝の刺激症状の他に諸説があり、その特定は困難である。
- 稀に巨大な椎間板ヘルニアが脊柱管内を大きく占拠した場合は、「馬尾型」の症状を呈することもある。

<診察所見>

- 一般に腰椎部の脊柱管は、前屈位で広がり、後屈位で狭くなる。このため、腰椎が前屈位になると神経圧迫症状が軽快することが多い。
- 下肢伸展挙上テスト（straight leg raising

test：SLRテスト、ラセーグ徴候）：
- 主にL5〜S1の神経根症状を検出する。
- 仰臥位として検者が患側下肢を伸展したまま挙上し、抵抗や下肢痛を誘発せず股関節が屈曲できる角度で表し、70°以上挙上できれば正常（陰性）である。
- 腰椎椎間板ヘルニアなど、腰椎部で神経根の圧迫がある場合、70°に達する前に神経の緊張により同側下肢に痛みが生じたり、対側殿部を浮かせるなどの逃避反応を示す。
- 神経根の刺激が非常に強い場合、健側下肢の伸展挙上で患側下肢の痛みが誘発されることがある。ほかにハムストリングスの筋緊張が高い場合も陽性となるため、左右差の観察が重要となる。

● 大腿神経伸展テスト（femoral nerve stretch test：FNSテスト）：
- L2〜4の神経根症状を検出する。腹臥位として検者が手で殿部を固定して、患者の膝を持って大腿を背側に持ち上げながら股関節を伸ばしていく。
- 大腿前面に痛みを感じると陽性で、上位腰髄神経根の症状とされる。

● 徒手筋力テスト：
- 徒手的に検査目的の筋に抵抗を加えて筋力を評価する方法で、0〜5までの6段階で評価する。
- 筋力の評価はそれぞれ、5は正常、4は抵抗に抗することができるが正常より弱い状態、3は重力に抗して全可動域を動かせるが抵抗に抗することができない状態、2は重力を除けば関節が全可動域動く状態、1は筋収縮がみられるが関節は動かない状態、0は全く筋収縮がない状態を表す。各筋肉において、上記の数値で表記する。

● 下肢腱反射：
- 膝蓋腱反射（patellar tendon reflex：PTR）とアキレス腱反射（Achilles tendon reflex：ATR）が用いられる。膝蓋腱およびアキレス腱を打腱器で鋭く叩打し、それぞれ不随意の膝伸展、足関節底屈の程度と速さを観察する。それぞれL4またはS1神経根が障害を受けている場合、該当する片側の腱反射の低下が起こる。
- 馬尾障害では、当該高位以下の腱反射が両側性に低下する。頸部および胸部脊髄症など上位中枢の疾患では、これらは亢進する。左右差、上肢と下肢の差をみることが重要である。

● Kemp（ケンプ）テスト：
- 立位にして検者が患者の後方に立ち、患者の体幹を後側屈させ、屈側の下肢痛が誘発された場合を陽性とする。腰椎の脊柱管と屈側の椎間孔が、後側屈により狭小化することで神経圧迫症状が誘発されることを用いたテストである。

<画像診断>

● 単純X線検査：
- 腰部脊柱管狭窄症においては、腰椎側面像で変性すべりや椎間板腔の狭小化がみられることがある。腰椎椎間板ヘルニアにおいては、こと若年者においては明らかな異常所見がないことも珍しくない。実際、腰椎椎間板ヘルニアの診断・治療ガイドラインにおいても、椎間板ヘルニアの診断における単純X線検査の診断的価値にはエビデンスがないとされる。

● MRI検査：
- 腰部脊柱管狭窄症では、黄色靱帯の肥厚や椎間板組織の膨隆、椎間関節の骨棘や変性すべりのため脊柱管や椎間孔部が狭くなり、神経組織の圧迫像を呈する。椎間板ヘルニアでは、脊柱管内や椎間孔部に髄核組織が突出して馬尾や神経根を圧迫する所見がとらえられる（図1-1）。

<鑑別診断>

● 下肢痛やしびれは、絞扼性末梢神経障害、糖尿病性末梢神経障害、下肢循環障害などでも生じる。仙腸関節性腰痛でも、鼠径部や大腿部に痛みが生じることがある。
● 間欠性跛行を呈する疾患として、腰部脊柱管狭窄症の馬尾型と閉塞性動脈硬化症がよく知

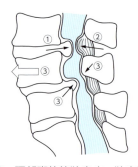

図1-1 腰部脊柱管狭窄症：狭窄因子の解説図
①椎間板の膨隆，②黄色靱帯の肥厚，③前方すべり

られる。歩行に際して前者は馬尾神経の絞扼により、後者は血流障害により、立ち止まっての休息を余儀なくされる。ところが自転車こぎに際しては、前者は腰椎前屈の姿勢となるため神経圧迫が緩み、長距離こぎ続けられる。一方で後者は下肢血流障害のため自転車でも休息を要する。以上についての問診が、鑑別に役立つこともある。

治療方針

- 薬物療法：
- 痛みに対しては非ステロイド性抗炎症薬（nonsteroidal anti-intlammatory drugs：NSAIDs）、末梢神経障害の再生を促すビタミンB_{12}製剤（メコバラミン）、神経および下肢への血流改善を図るプロスタグランジンE_1製剤が、軽症例には用いられる。強い痛みや神経障害症状が続く場合はプレガバリンやオピオイドが用いられることがある。
- 神経ブロック：
- 選択的神経根ブロックや硬膜外ブロックによる局所麻酔薬とステロイドの投与が有効な症例もある。
- カテーテル治療、椎間板内治療：
- Raczカテーテルや硬膜外内視鏡による神経根や硬膜外腔の癒着剥離術は、手術後症例や炎症の強い狭窄の軽減に有効とする方向もあるが、椎間板ヘルニアに対するレーザーや吸引による椎間板内減圧術と同様に、今後さらなるエビデンスが期待される。
- 手術療法：
- 下肢痛やしびれが進行する場合、または明らかな運動麻痺や膀胱直腸障害が出現する場合は、手術療法が選択される。神経の圧迫解除を目的とした除圧術と、椎体間の動きの制動や変性すべりの矯正を目的とした固定術がある。固定術には、主に椎弓根スクリューや椎体間ケージが用いられる。除圧術と固定術を併用した手術も一般的である。
- 近年は脊椎内視鏡視下手術による除圧や、低侵襲前方固定、すなわち前方から椎体間に大きなケージを入れることで後方要素の操作なしに除圧を得る、いわゆるindirect decompressionという概念も登場し、普及しつつある。

（橋本　功）

コラム　X線透視が有用なブロック ―その1：仙腸関節ブロック―

＜X線透視下仙腸関節ブロック＞

　仙腸関節腔内注入法（intraarticular injection）と後仙腸靱帯内注入法（periarticular injection）の二種類ある。Murakami[1]によると、後仙腸靱帯内注入がより効果が強いとされている。

　健側をやや挙上した腹臥位として、術者は患側に立つ。X線管球を頭側に傾けL5/Sの終板を直線になるように合わせる。次にX線管球を左右にふり仙腸関節裂隙が最も広く見えるような透視像とする。

①仙腸関節腔内注入法

　仙腸関節尾側端の直上に局所麻酔後、関節腔最下部に向けて"針を点にして"穿刺する。仙骨に当て腸骨向き、もしくは腸骨に当て仙骨向きに針をすべらせ針先が関節内に刺入できる部位を探す。関節内に刺入できたときは、5mm程度針先が進み"針が固定された"感覚が得られることが多い。刺入できたら、非イオン性脊髄用造影剤を注入する（図1）。関節腔にそって造影剤が流れることが確認できたら局所麻酔薬（1％メピバカイン5～10mL）およびデキサメタゾン4mg程度を注入する。注入抵抗はかなり高いことが多く、10mLシリンジで注入できないときは、2.5mLの小さいシリンジで注入する。

②後仙腸靱帯内注入法：

　Kurosawa[2]は仙腸関節を長軸方向に3等分し注入している。S1、S2、S3の後仙骨孔の高さで仙腸関節裂隙に穿刺針を進め靱帯内に針が到達したと思われたら造影剤を注入する。短軸方向に造影剤が流れる場合は後仙骨靱帯であることが多い（図2）。長軸方向や斜め方向に造影剤が流れた場合は後仙骨靱帯より手前の筋層であることが多く、針の位置を変更する。通常は1％メピバカイン10mLおよびデキサメタゾン4mgを3等分して注入する。後仙骨孔が近傍に存在するため、局所麻酔薬が仙骨部脊髄神経へ流れ込み下肢の脱力を来すことがある。

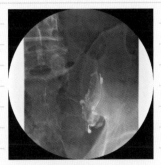

図1　仙腸関節腔内注入
仙腸関節尾側端から穿刺
仙腸関節腔が造影されている.

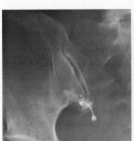 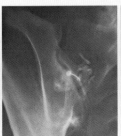 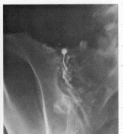

　（A）仙腸関節尾側部　　（B）同中央部　　（C）同頭側部

図2　後仙腸靱帯内注入
　　（A）(B)(C)は各部の注入像である．短軸方向に造影剤が流れ，後仙腸靱帯である．

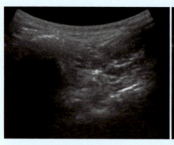 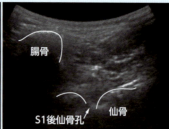 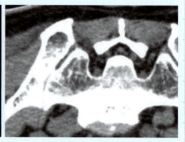

　　　（A）超音波画像　　　　　　　　　　　　　　　　　（B）CT 画像

図3　仙腸関節頭側部
　仙骨と腸骨の高さにかなり差がある．

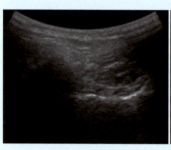 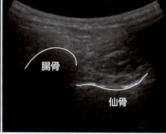 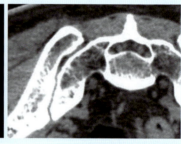

　　　（A）超音波画像　　　　　　　　　　　　　　　　　（B）CT 画像

図4　仙腸関節中央部
　腸骨の高さが低くなってくる．

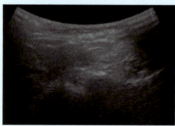 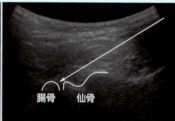 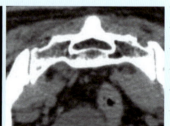

　　　（A）超音波画像　　　　　　　　　　　　　　　　　（B）CT 画像

図5　仙腸関節尾側部
　仙骨と腸骨の高さがほぼ同じである．
　矢印のように穿刺すると仙腸関節腔内注入となる．

＜超音波装置を用いるコツ＞
　後仙腸靱帯内注入法を行うことが多い。Jacoby線より1〜2横指尾側の線上で、体の短軸方向をコンベクスプローブでスキャンして、仙腸関節の頭側端を確認する。頭尾側にプローブをずらし腸骨が仙骨にやや"覆いかぶさる"場所を探す（図3）。そこから尾側へプローブをずらしていくと仙骨後面より背側に位置していた腸骨がだんだん仙骨と"覆いかぶさり"がなくなり腸骨と同じ高さになりそして腸骨が消失する。腸骨が仙骨に覆いかぶさるような位置、覆いかぶさりがなくなってきた位置（図4）、仙骨と腸骨の高さが等しくなる位置（図5）の3か所に22Gもしくは23Gカテラン針を平行法で穿刺する。この3か所はそれぞれS1、2、3の後仙骨孔の高さとほぼ一致することが多

い。
　仙骨と腸骨の高さが等しくなる位置で仙骨腸骨間の"ギャップ (gap)"を狙えば仙腸関節腔内注入法も可能であるが、骨間 gap の方向と平行法での針の向きがずれるため難易度が高い（図5）。

＜透視下 vs. 超音波ガイド下＞
　透視下の仙腸関節ブロックは針先を walking させて仙腸関節・後仙腸靱帯を探るため、やや痛いブロックである。超音波ガイド下では仙腸関節が直視可能で、被曝もなく、最近著者はもっぱら超音波ガイド下仙腸関節ブロックを選択している。

文　献
1) Murakami E, Tanaka Y, Aizawa T, et al. Effect of periarticular and intraarticular lidocaine injections for sacroiliac joint pain ; prospective comparative study. J Orthop Sci 2007 ; 12 : 274-80.
2) Kurosawa D, Murakami E, Aizawa T. Referred pain location depends on the affected section of the sacroiliac joint. Eur Spine J 2015 ; 24 : 521-7.

（千葉　知史）

2 椎間関節性腰痛、仙腸関節性腰痛

 疾患の概要

<病態>

1) 椎間関節性腰痛
- 腰椎椎間関節は、腰椎の後方で個々の椎骨を上下につなぐ左右一対の関節である。椎間関節の関節包には腰部神経根の後根枝終末があり、その物理的刺激や炎症により痛みが誘発されるといわれる。

2) 仙腸関節性腰痛
- 仙腸関節は脊椎（仙骨）と骨盤（腸骨）をつなぐ関節であり、骨盤輪を構成する。従来動的な機能がないと考えられてきたが、近年の臨床研究により、仙腸関節の動的因子による関節障害や痛みがあることが示唆されている。

<症状>
- 椎間関節性腰痛、仙腸関節性腰痛ともに、いわゆる「ぎっくり腰」と表現される急性腰痛の原因となり得る。

1) 椎間関節性腰痛
- なんらかの動作を契機に発症する強い腰痛を訴えることが多く、多くは片側性である。時に体動すらままならない激痛を訴えることもある。

2) 仙腸関節性腰痛
- 片側の後上腸骨棘の近傍に強い自発痛を訴えることがほとんどである。時に激痛を生じ、患者が体動困難となることもしばしばである。また痛みのため、長時間坐位をとるときに患側の腰を浮かせる疼痛逃避動作を示すことがある。また痛みが同側の鼠径部や大腿前外側に放散することも特徴的である。その場合、しばしば上位腰椎部での神経根障害（椎間板ヘルニアなど）との鑑別を要する。

<診察所見>
- 椎間関節性腰痛では局所の圧痛や、腰椎前後屈により痛みが誘発されることが多い。特定の椎間関節に局所麻酔薬を少量注入し、その除痛効果が著しい場合は当該の椎間関節性腰痛を強く疑う所見となり得る。若年者、特にスポーツを行っている患者については、腰椎分離症の初期像との鑑別が重要である。
- 仙腸関節性腰痛では、後上腸骨棘近傍の強い自発痛と圧痛が特徴的である。また、以下のテストの所見を加味して診断の一助とする。
- One-finger（1本指さし）テスト：
- ・仙腸関節性腰痛の診断に用いるテストである。患者に疼痛部位を指1本の指先で示させる。指先が指し示す疼痛部位が後上腸骨棘あるいはその近傍2 cm以内である場合、仙腸関節ブロックが有用である可能性が高いとされる。
- Patrick（パトリック）テスト：
- ・仰臥位にして、足を4の字に組み、組んで曲がった膝をベッドに向けて下方向に押し付ける。股関節包の緊張で、通常は変形性股関節症などの患者で股関節痛が誘発されるが、仙腸関節痛が誘発されることがある。

<画像診断>
- 単純X線・CT検査：
- ・椎間関節性腰痛では、椎間関節に骨棘や関節腔の狭小化などの関節症性変化がみられることがある。しかしその変化があっても無症状なことも多いため、因果関係は必ずしも一致しない。仙腸関節性腰痛では、強直性脊椎炎などに起因するものでは、関節強直がみられることがある。一方で画像上の明確な異常所見がないものが大多数といわれる。
- MRI検査：
- ・椎間関節に明らかな炎症性の輝度変化がみられる場合、椎間関節性腰痛の診断に有用なことがある。有痛部位との一致を確認することが重要である。仙腸関節性腰痛の大多数で

は、MRI上の異常所見がない。仙腸関節性腰痛が見落とされがちとなる一因でもある。

＜鑑別診断＞
- 原因が特定できる腰痛は全体の20%にすぎず、残りの80%は非特異的腰痛、すなわち原因が特定できない腰痛とされる。腰椎椎間関節性腰痛、筋筋膜性腰痛さらに仙腸関節性腰痛など腰痛の多くは、統一的かつ明確な診断基準がないこともあり、後者の範疇に入る。また腰痛には社会的、精神的あるいは経済的要因も影響するとされ、その鑑別はしばしば困難である。

 治療方針

- 椎間関節性腰痛、仙腸関節性腰痛ともに、治療の主体は保存的治療である。主な保存的治療の方法として、薬物療法、ブロック療法がある。
- 薬物療法：
  - 一般的なNSAIDsが用いられる。NSAIDsは急性期の疼痛軽減に効果があるとされるが、椎間関節性腰痛は多くの場合自然軽快するため、その効果との区別がつきにくい。
- 運動療法・徒手医学的アプローチ：
  - 非特異的腰痛に対する運動療法としては、McKenzie（マッケンジー）体操がよく知られる。腰椎を屈曲させて行う屈曲法と、伸展させて行う伸展法がある。その詳細については、成書に委ねる。
  - 仙腸関節性腰痛に対しては、徒手療法が用いられることもある。代表的なものに、AKA-博田法がある。AKAとは関節運動学的アプローチ（arthrokinematic approach）の略で、徒手的に仙腸関節機能障害を改善するという概念の治療法である（参照ウェブサイト：http://www.aka-japan.gr.jp/）。劇的な効果が得られることがある反面、習熟に時間を要すること、手技に熟練した医療者が少ないことから、広く普及するには至っていない。
- 椎間関節ブロック：（第Ⅳ章治療編参照）
  - 椎間関節に直接的に局所麻酔薬を注入する方法で、場合によりステロイドを添加することもある。椎間関節が痛みの原因となっているかを確認するための、診断的意義を兼ねることもある。X線透視装置を用いて椎間関節に針を刺入する方法が一般的であるが、近年では超音波ガイド下に実施可能である。画像診断で椎間関節に明らかな炎症所見がみられ、痛みの部位と一致している場合には、ブロック療法が著効することがある。
- 仙腸関節ブロック：（第Ⅳ章治療編参照）
  - 通常の外来治療で比較的簡便に行える方法である。局所麻酔薬5〜10 mLを仙腸関節に注入する。必ずしも仙腸関節腔内に注入する必要はなく、むしろ仙腸関節の後方関節包周囲に麻酔薬を浸潤させるほうが効果的という報告もある。
- 手術療法：
  - 椎間関節性腰痛に対して手術を行うことは、極めて稀である。一部の施設では、椎間関節の関節包を支配する神経終末をラジオ波で焼灼し、除痛効果を得ている報告もあるが、一般的な治療となるには至っていない。非特異的腰痛は複数の病態の組み合わせで起こることが多い。このため椎間関節のみに絞った侵襲的な治療を行う場合は、その術前評価が慎重に行われるべきである。
  - 仙腸関節性腰痛においては、繰り返しのブロック療法や他の保存的治療が奏功しない激しい痛みが持続する場合に、ごく稀に仙腸関節固定術が行われることがある。固定方法としては、日本では腹膜外アプローチによりプレートとスクリューを用いた方法が主に用いられているが、欧米では比較的低侵襲に行える内固定具やスクリューが流通している。

文献
1) 村上栄一. 診断のつかない腰痛―仙腸関節の痛み. 東京：南江堂；2012.

（橋本　功）

B. 上　肢

3 肩関節

1 腱板断裂

疾患の概要

<病態>
- 肩疾患のうち最も外来診療で遭遇する疾患の一つである。腱板筋（棘上筋、棘下筋、肩甲下筋、小円筋）のうち棘上筋もしくは棘下筋の断裂がほとんどである。

<診察所見>
- 問診：外傷（軽微なものを含む）をきっかけに発症することもあるが特に誘因なく発症する場合も多い。運動時痛だけでなく夜間痛もよくみられる。痛みの部位は上腕の外側にみられることが多い。
- 視診：棘上筋のみの萎縮であれば棘上筋腱断裂を、棘上筋と棘下筋の萎縮があれば両者の断裂や肩甲上神経麻痺を疑う。
- 触診：問診で棘上筋もしくは棘下筋腱断裂を疑った場合は肩を軽度伸展し、大結節部を触知しながらゆっくり内外旋すると三角筋下に断裂部を陥凹として触れることができる[1]（図 1-1）。

(理学所見)
- 肩峰下インピンジメントに対するテストは腱板断裂以外にも、石灰性腱炎や腱板炎などでも陽性になる。断裂腱の同定は各腱に特異的な理学テストで可能となる。
- 肩峰下インピンジメントに対するテスト：
- ・Neer の手技（図 1-2）；肩甲骨を押さえながら

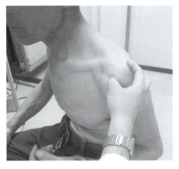

図 1-1　腱板断裂部の触知
大結節部を指で触知しながらゆっくり内外旋すると三角筋下に断裂部を陥凹として触れることができる.

上肢を内旋位で他動的に挙上する。疼痛が誘発されれば陽性と判定する。
- ・Hawkins の手技（図 1-3）；肩 90°屈曲位で他動的に上肢を内旋する。疼痛が誘発されれば陽性と判定する。
- 断裂腱を同定するテスト：
- ・棘上筋テスト[2]（図 1-4）；棘上筋腱の断裂をみるテスト。肩甲骨面上で 90°挙上位かつ前腕回内位で行う方法と前腕回外で行う方法がある。両者とも筋力および誘発される疼痛の有無で判定する。
- ・棘下筋テスト（図 1-5）；棘下筋腱の断裂をみるテスト。下垂位で肘を 90°屈曲し、肩を外旋させ、筋力低下および誘発される疼痛の有無で判定する。

<画像診断>
- 単純 X 線検査：
- ・骨頭の上方化や肩峰の骨棘がみられる。
- MRI 検査（図 1-6）・超音波検査（図 1-7）：
- ・断裂部位を同定することができる。超音波検

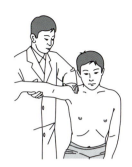

図 1-2 Neer の手技
肩甲骨を押さえながら上肢を内旋位で他動的に挙上する。疼痛が誘発されれば陽性と判定する。

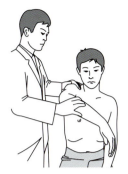

図 1-3 Hawkins の手技
肩 90°屈曲位で他動的に上肢を内旋する。疼痛が誘発されれば陽性と判定する。

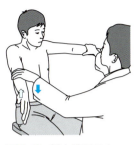

図 1-4 棘上筋テスト
➡ は検者が力を加える方向を，⇨ は患者がそれに抵抗する力の方向を示す．

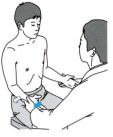

図 1-5 棘下筋テスト
➡ は検者が力を加える方向を，⇨ は患者がそれに抵抗する力の方向を示す．

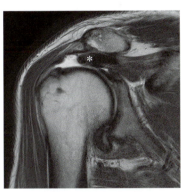

図 1-6 腱板断裂の MRI 画像
＊は腱板の断端で断裂部には水が溜まっている．

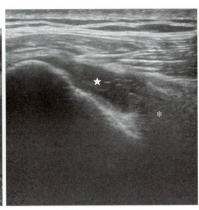

図 1-7 腱板断裂の超音波検査画像
＊は腱板の断端で断裂部には水（☆）が溜まっている．

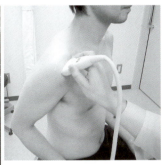

図 1-8 腱板断裂の超音波検査時の肢位
腱板を観察するときは後ろポケットのものを取るように腰に手を当て肩を伸展させる．

査の完全断裂に対する診断精度は9割以上と高い。

- 超音波検査方法（図 1-8）：
- 患者を椅子に座らせ、ズボンの後ろポケットのものを取るように腰に手を当て肩を伸展させる。この肢位をとることによって肩峰の下に隠れていた腱板が前方に移動し、肩峰に邪魔されずに棘上筋と棘下筋を観察することができる。

＜鑑別診断＞
- 夜間痛や運動時痛の生じる五十肩、石灰性腱炎などを考える。挙上 90°付近で痛みが出現する肩峰下でのインピンジメントによる痛みを生じる疾患（腱板炎や肩峰下滑液包炎など）

も鑑別が必要である。

治療方針

- 年齢が 60 歳以下の若年者なのか高齢者なのかで治療方針は変わってくる。若年者の場合は手術（鏡視下腱板修復術）を第一に考慮する。高齢者の場合は基本的に保存療法が治療の第一選択となる。
- 保存療法とは、リハビリ、投薬（消炎鎮痛薬など）、肩甲上腕関節あるいは肩峰下滑液包への注射などである。保存治療は約 7 割の患者に有効である。

（山本　宣幸）

2 石灰性腱炎

 疾患の概要

<病態>
- 腱や滑液包などにアパタイト結晶が沈着して炎症を起こす．中高年の女性に好発する．棘上筋と棘下筋に沈着することが多い．

<診察所見>
- 特に誘因なく，急に発症した場合はこの疾患を疑う．疼痛が強く，痛みのために肩を動かせない状態で受診することが多い．典型例は中高年の女性がある日突然痛くなり夜も痛くて寝れずに受診というパターンである．

(理学所見)
- 前述した肩峰下インピンジメント徴候（Neerの手技，Hawkinsの手技）が陽性になる．

<画像診断>
- 単純X線検査で石灰化は容易に同定できる（図2-1）．超音波検査でも腱板の中に高輝度に写っている塊とその下方に後方陰影があれば診断できる（図2-2）．

<鑑別診断>
- 外傷なく急性に発症した場合は凍結肩が，慢性期に受診した場合，肩峰下滑液包炎や腱板炎などのインピンジメント症候群が鑑別診断となる．

 治療方針

- まず超音波ガイド下に石灰の穿刺・吸引を行う（図2-3）．穿刺・吸引を行っても石灰が吸収されずに残ってしまうことがある．その場合，石灰が大きく肩峰下インピンジメントの原因になっているようであれば外科的な治療

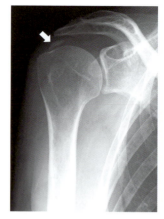

図2-1　石灰性腱炎の単純X線画像
大結節部に石灰（⇨）がみえる．

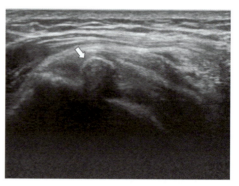

図2-2　石灰性腱炎の超音波検査画像
石灰表面は高エコー像として描出され（⇨），その下方に後方陰影を伴う．

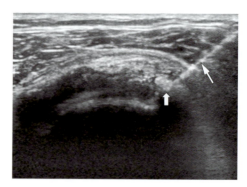

図2-3　超音波ガイド下の石灰穿刺・吸引
⇨が石灰で針（→）が石灰に刺さっている．

（鏡視下石灰除去術）が必要となる．

（山本　宣幸）

3 凍結肩

 疾患の概要

<病態>
- いわゆる五十肩といわれていたものである。文字どおり四十代、五十代に多くみられ、腱板断裂や石灰性腱炎など他の疾患を鑑別して診断する。

<診察所見>
- 夜間痛や安静時痛を伴うことも多い。

<画像診断>
- 凍結肩に特有な画像所見はなく、あくまでも他の疾患を鑑別するのに用いる。肩甲上腕関節や結節間溝に軽度の水腫（図 3-1、2）がみられることがあるがこれは他の疾患でもみられる。

<鑑別診断>
- 凍結肩と診断するにあたって、まず他の疾患を除外していくことが重要である。中高年にみられる肩痛の原因となり得る疾患（腱板断裂、石灰性腱炎など）すべてが対象である。

 治療方針

- 痛みの強い時期は肩甲上腕関節もしくは肩峰下滑液包内へのヒアルロン酸やステロイド剤の注射を行う。
- 痛みが落ち着いて拘縮がメインの場合は可動域訓練などの理学療法を行う。
- 理学療法を行っても拘縮が残存する場合は麻酔下での徒手授動術や鏡視下関節包切離術の適応となる。

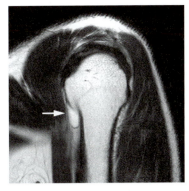

図 3-1 凍結肩の MRI 画像
凍結肩では肩甲上腕関節や結節間溝（⇢）に軽度の水腫が溜まることがある．

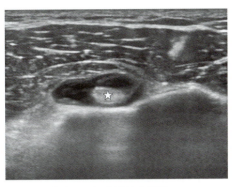

図 3-2 凍結肩の超音波検査画像
結節間溝に水腫がみられる．
☆：上腕二頭筋長頭腱

（山本　宣幸）

4 腱板炎

疾患の概要

<病態>
- 軽微な外傷およびスポーツや重労作によるoveruseによって発症することが多い。

<診察所見>
- 痛みの出現する挙上角度が参考になる。肩峰下でのインピンジメントによる痛みは挙上90°付近で出現する（painful arc sign）。

<画像診断>
- MRI検査・超音波検査：
- 腱板の肥厚（図4-1）を認める。

<鑑別診断>
- 石灰性腱炎や腱板断裂などのインピンジメント徴候を呈する疾患が鑑別診断となる。

治療方針

- 肩峰下滑液包への注射（ヒアルロン酸もしくはステロイド剤）、内服薬（非ステロイド性抗炎症薬）の処方などの保存治療を行う。
- 保存療法に抵抗する場合は手術（鏡視下肩峰下除圧術）の適応である。

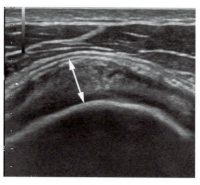

（a）患側

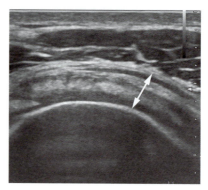

（b）健側

図4-1 腱板炎の超音波検査画像
健側に比べ患側は腱板の厚さが厚くなっている．

（山本　宣幸）

5 肩峰下滑液包炎

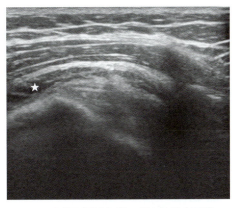

図 5-1 肩峰下滑液包炎の超音波検査画像
肩峰下滑液包の肥厚と滑液包内の水腫貯留（☆）がみられる．

疾患の概要

<病態>
- 石灰性腱炎、腱板断裂、腱板炎に伴うことが多いが、スポーツや重労作によるoveruseによって発症することもある。

<診察所見>
- 腱板炎と似たような症状を呈する。

<画像診断>
- MRI検査・超音波検査：
・腱板に異常を認めず滑膜の増生や滑液包内の水腫のみを認める（図5-1）。

<鑑別診断>
- 石灰性腱炎や腱板断裂などのインピンジメント徴候を呈する疾患が鑑別診断となる。

治療方針

- 肩峰下滑液包への注射（ヒアルロン酸もしくはステロイド剤）、内服薬（非ステロイド性抗炎症薬）の処方などの保存治療を行う。

文　献
1) Wolf EM, Agrawal V. Transdeltoid palpation (the rent test) in the diagnosis of rotator cuff tears. J Shoulder Elbow Surg 2001；10：470-3.
2) Jobe FW, Moynes DR, Brewster CE. Rehabilitation of shoulder joint instability. Orthop Clin North Am 1987；18：473-82.

（山本　宣幸）

B. 上　肢

4 肘関節

1 上腕骨外側上顆炎

疾患の概要

<病態>
- 上腕骨外側上顆に付着する伸筋群の付着部炎（enthesopathy）により肘外側の疼痛を生じる。
- 30代後半以降の発症が多く、年齢による退行変性の関与が示唆されている。テニス肘とも呼ばれる。

<症状>
- 肘外側を中心とした運動時痛を生じる。雑巾を絞ったり、ドアノブを開けたりする前腕回旋時の疼痛や、フライパンを持ち上げたりする際など、抵抗性手関節背屈運動で疼痛を訴えることが多い。

<診察所見>
- 日本整形外科学会の上腕骨外側上顆炎診療ガイドライン[1)]には、①抵抗性手関節背屈運動で肘外側に疼痛が生じる、②外側上顆の伸筋腱起始部に最も強い疼痛がある、③腕頭関節障害など伸筋腱起始部以外の障害によるものは除外する、とある。
- ①の症状の確認には誘発テストを用いる。Thomsen testは抵抗に抗して患者に手関節を背屈させる（図1-1）。中指伸展テストは抵抗に抗して肘伸展位で中指を伸展させる。いずれのテストも肘外側の疼痛が誘発されれば

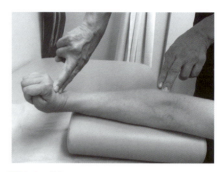

図1-1　Thomsen test
抵抗に抗して患者に手関節を背屈させる.

上腕骨外側上顆炎と診断する。
- ②の症状の確認には丹念に触診することが肝要であり、上腕骨外顆、伸筋腱付着部付近の圧痛があれば上腕骨外側上顆炎と診断する。

<画像診断>
- 単純X線検査：
- 肘関節の単純X線写真で外側上顆炎と診断することはできず、他疾患との鑑別に用いる。
- 超音波検査：
- 上腕骨外側上顆の伸筋腱付着部の高エコー像は骨棘、総指伸筋（extensor digitorum communis：EDC）と短橈側手根伸筋（extensor carpi radialis brevis：ECRB）の腱内低エコー像は腱の変性や断裂を示す（図1-2）。

<鑑別診断>
- 肘周辺に圧痛がない場合は頸椎症性神経根症など、他の部位に原因があることを考慮しなければならない。
- 肘前方、やや遠位（Frohseのアーケード）に圧痛があれば橈骨神経管症候群なども鑑別に挙がる。

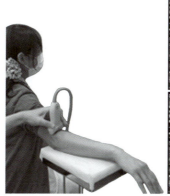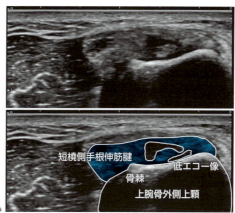

図 1-2 **超音波検査，画像**
上腕骨外側上顆の伸筋腱付着部に骨棘、総指伸筋（EDC）と短橈側手根伸筋（ECRB）の共同腱内に低エコー像が認められる．共同腱内の低エコー像は腱の変性や断裂の所見である．

- 野球などのスポーツをしている患者で肘関節外側に圧痛がある場合は離断性骨軟骨炎（野球肘）を考慮する。

治療方針

- 保存的加療が基本となる。患者の90%は装具療法、理学療法などで改善するとされている。
- 短期的に最も成績が良いのは伸筋腱付着部へのステロイド剤局所注射である。ただし再発率も高く、1年後の成績では他の保存療法の成績と比較して劣る[2]。
- したがってステロイド剤の局所注射を行った後は前腕筋群のストレッチなどの理学療法、テニス肘バンドなどの装具療法をしっかり行うことが大事である。テニス肘バンドは患者の装着コンプライアンスが低いことが問題だが、常時装着群は有意に完治率が高いとされ[3]、患者への啓蒙が重要となる。
- 手術的加療は、他院で頻回にステロイド注射を行われた症例や、3ヶ月以上の保存的加療に抵抗する症例で、患者の希望がある場合に行う。

（鈴木　重哉）

2 上腕骨内側上顆炎

疾患の概要

<病態>
- 上腕骨内側上顆に付着する前腕回内屈筋群の腱付着部症（enthesopathy）により肘内側の疼痛を生じる。
- 上腕骨外側上顆炎と比べて頻度は少なく、1割程度であるとされている。

<症状>
- 上腕骨内側上顆の圧痛、抵抗下の手関節掌屈、前腕回内時の疼痛を生じる。

<診察所見>
- 上腕骨外側上顆炎と同様、圧痛部位と疼痛誘発テストが大事である。
- 抵抗下に前腕を回内、手関節を掌屈させ、疼痛が誘発されるか確認する。
- 肘部管症候群をかなり高率に合併するとされている[4]ため、尺骨神経の刺激症状の有無の確認、肘屈曲テストなどの誘発テストを行うべきである。

<画像診断>
- 単純X線検査は、離断性骨軟骨炎、剝離骨折など、他病変の除外を行うため必ず行う。

<鑑別診断>
- 同様に内側上顆の圧痛を伴う疾患として、内側側副靱帯の損傷や内側上顆の剝離骨折などがある。
- これらは肘の不安定性を伴うことがある。野球などの投球動作を伴うスポーツ歴、外傷歴など、病歴の聴取が重要となる。

治療方針

- 外側上顆炎と同様、保存的加療が基本となるが、肘部管症候群を合併している場合はその治療も行わなければ症状の改善は得られない。
- したがって外側上顆炎よりも手術的加療が必要となる症例は多くなる。

（鈴木　重哉）

MEMO

3 肘部管症候群

疾患の概要

＜病態＞
- 手根管症候群に次いで多い絞扼性神経障害である。
- 尺骨神経が肘部管との関係に破綻を来し、神経障害を生じた状態である。
- 変形性関節症、幼少時の骨折による肘部の変形治癒、ガングリオンなど、肘部管症候群を起こす原因はさまざまである。

＜症状＞
- 肘内側の疼痛、手指のしびれ、握力低下、箸の持ちづらさなどの手指巧緻運動障害を主訴に来院することが多い。

＜診察所見＞
- 尺骨神経麻痺症状：
- 知覚障害は小指から中指尺側1/2に限局し、掌背側に及ぶ。手関節皮線を越えて近位の感覚障害は生じない（図3-1）。
- 筋力低下は手内筋（母指球を除く）、尺側手根屈筋、環小指深指屈筋の麻痺を生じる。
- 視診：
- 筋力低下が生じていれば患側手の鷲手変形、手内筋の萎縮を認めることがある。
- また、変形性関節症、内外反肘などによる肘の変形を認める場合がある。
- 健側と見比べることが大事である。
- 触診：
- 肘部管周囲で尺骨神経を触診すると同神経が固く、肥厚していることが多い。
- また、尺骨神経を刺激すると強い痛みや、尺骨神経の支配領域にしびれを生じる。
- これも健側と比較することが大事である。
- 診断テスト：

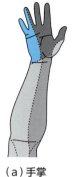
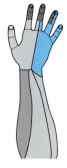

（a）手掌　　　　（b）手背

図 3-1　尺骨神経麻痺による知覚障害範囲
小指から中指尺側1/2に限局し，掌背側に及ぶ．

- 肘屈曲テスト：肘関節を最大屈曲位にするとしびれの増強を認める（図3-2）。
- 肩内旋テスト（SIR test）：肘屈曲テストよりも感度が高いとされる[5]（図3-3）。
- Froment 徴候：母指と示指で紙を挟んでもらい、検者が紙を引っ張る。母指内転筋の筋力低下を代償するように長母指屈筋により母指指節間（interphalangeal：IP）関節が屈曲する。手内筋麻痺の検知に役立つ（図3-4）。

＜画像診断＞
- 超音波検査：
- 尺骨神経を短軸で観察していくと、絞扼部位の近位で神経の肥大（偽神経腫）を観察することができる（図3-5）。また、ガングリオンが原因による肘部管症候群の診断にも超音波検査は非常に有用である。

＜鑑別診断＞
- 頸椎疾患、特にC8神経根症との鑑別が重要となる。C8神経根症は肘部管症候群と同様、手指尺側の知覚障害、手内筋の麻痺を伴う場合がある。詳細な徒手筋力検査（C8根症ならば肘部管症候群では傷害されない総指伸筋、尺側手根伸筋などの筋力低下を伴う）を行うことや、肘周辺の症状の有無を観察することで鑑別は可能である。
- また、手関節、尺骨神経管（ギヨン管）での尺骨神経の絞扼性障害であるギヨン管症候群

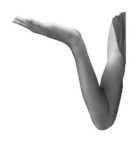

図 3-2　肘屈曲テスト
肘関節を最大屈曲位にすると，しびれの増強を認める．

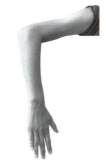

図 3-3　肩内旋テスト（SIR test）
肩関節を90°外転，最大内旋すると症状が誘発される．

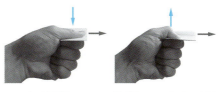

（a）正常　　　（b）Froment sign（+）

図 3-4　Froment 徴候
母指と示指で紙を挟んでもらい，検者が紙を引っ張る．尺骨神経麻痺があると母指内転筋の筋力低下を代償するように長母指屈筋により母指IP関節が屈曲する．

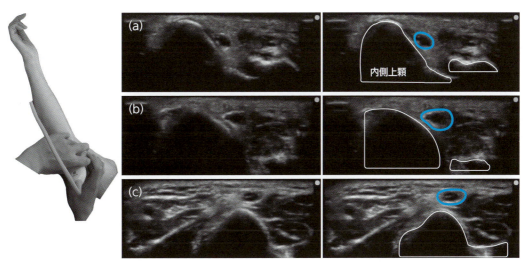

図 3-5　超音波検査，画像
尺骨神経を短軸で近位（a）より観察していくと，プローブ圧迫により絞扼部位（c）に近づくと痛みを訴える．絞扼部位より近位で神経の肥大（偽神経腫）（b）を観察することができる．

との鑑別も重要である．ギヨン管症候群では手指背側の知覚が侵されない．

治療方針

- 保存療法は基本的に無効であり、肘部管症候群と診断されたならば常に手術的加療を念頭に置くべきである．
- ただし、ごく初期の病期のもの、急性発症（睡眠圧迫麻痺、牽引などによるものなど）はこの限りではない．
- また、神経障害性疼痛が強い場合のプレガバリンの投与やレスキュー的局所ブロックは必要である．

文 献

1) 日本整形外科学会診療ガイドライン委員会/上腕骨外側上顆炎ガイドライン策定委員会編．上腕骨外側上顆炎診療ガイドライン．東京：南江堂；2006．
2) Smidt N, van der Windt DA, Assendelft WJ, et al. Corticosteroid injections, physiotherapy, or a wait-and-see policy for lateral epicondylitis: a randomized controlled trial. Lancet 2002；359：657-62.
3) 西塚隆信, 平田 仁, 中尾悦弘ほか．エルボーバンドによる上腕骨外上顆炎の治療成績—アンケート調査—. 日手会誌 2012；29：132-5.
4) 西尾泰彦, 加藤貞利, 三波三千男．上腕骨内上顆

炎―その病態と手術療法―. 骨・関節・靱帯 2002；15：1025-30.
5) Ochi K, Horiuchi Y, Tanabe A, et al. Comparison of shoulder internal rotation test with the elbow flexion test in diagnosis of cubital tunnel syndrome. JHS 2011；36 A：782-7.

〔鈴木　重哉〕

B. 上　肢

5 手関節・手

1 手根管症候群

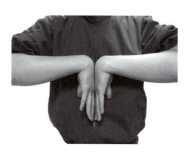

図 1-1　Phalen test
〔画像提供：臼井要介先生（水谷痛みのクリニック）〕

疾患の概要

<病態>
- 手根管部での正中神経への圧迫による末梢神経障害である。
- 正中神経の圧迫を生じる原因としては、特発性のもの、関節リウマチなどによる手指屈筋腱滑膜炎によるもの、橈骨遠位端骨折など外傷によるものが挙げられる。

<症状>
- 主に手指のしびれや痛みを主訴とする疾患であり、中高年の女性に好発する。
- 進行すると母指対立筋の筋力低下と萎縮を生じ、母指対立機能障害により猿手（ape hand）と呼ばれる形状を呈する。

<診察所見>
- 正中神経領域に一致した知覚障害、Phalen test（図 1-1）や carpal-compression test などの誘発テスト、Tinel's sign が臨床上有用な身体所見である。
- 手根管症候群では、母指対立筋の筋力低下を生じることはあっても、長母指屈筋や浅指屈筋、深指屈筋、方形回内筋など、高位正中神経支配筋の筋力低下を生じることはない。
- これらの徒手筋力検査所見も含めて、手根管高位での正中神経障害と合致する神経学的異常所見を評価することが重要である。
- 従来より手根管部での正中神経の神経伝導速度低下が、手術治療を決定するうえで有用な客観的検査所見として用いられている。

<画像診断>
- 単純X線検査：
- 正中神経の状態を判断することは困難である。しかし、手関節付近の骨折など外傷による変形、変形性関節症、関節リウマチや偽痛風などの炎症性疾患が手根管症候群の発症に関与することはあり、X線検査により、それら原因となりうる背景を検索することは有用である。
- 超音波検査（図 1-2）：
- 手根管は8つの手根骨（舟状骨・月状骨・三角骨・豆状骨・大菱形骨・小菱形骨・有頭骨・有鈎骨）と横手根靱帯によって構成され、正中神経のほか、浅指屈筋腱、深指屈筋腱、長母指屈筋腱がその内部を通過する。正中神経は屈筋腱より浅層に位置し、横手根靱帯に接して走行する。
- 超音波所見として、手根管症候群では正中神経の扁平化や偽神経腫形成による腫脹像、あ

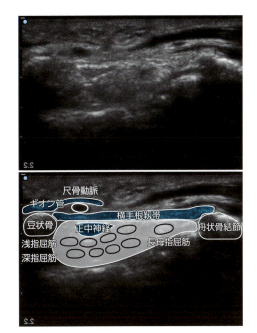
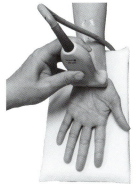

図 1-2　プローブ位置と超音波画像
〔画像提供：臼井要介先生（水谷痛みのクリニック）〕

るいは内部エコーの低下、といった像を認めることが多い。再現性のある画像所見を得るためには、豆状骨、有鉤骨鉤、舟状骨といった骨性ランドマークが観察部位の目印となる。

<鑑別診断>
- 手のしびれの原因として、頸椎症性神経根症との鑑別を要することが臨床上多い。頸部や手関節部での誘発テスト、知覚障害領域のていねいな評価により、多くの場合は鑑別可能である。
- 糖尿病合併例では、糖尿病による末梢神経障害がかさなり、夜間痛の自覚がない例もある。慎重に診察し鑑別することが必要である。

治療方針

- 保存療法：
- 手関節への副子固定やビタミン B_{12} の内服が報告されている。ステロイドの手根管内投与も報告されているが、進行期に対する治療としての効果は期待しにくい。
- 手術療法：
- 手根管開放術が一般的である。
- 長期間手術せずに放置された例では、手根管開放術を行っても母指対立機能や手指の知覚が回復しにくく、長掌筋腱移行などによる母指対立機能再建術の適応となることがある。
- 母指対立機能は、物をつまんだり握ったりするうえで日常生活能（activities of daily living：ADL）に直結する重要な機能であり、保存的治療無効例については、不可逆的な変化を避けるためにも適切な時期に手術治療の選択肢をしっかりと判断する必要がある。

（仲西　康顕）

2 ド・ケルバン病

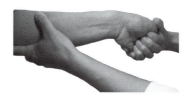

図 2-1　Eichoff test
〔画像提供：臼井要介先生（水谷痛みのクリニック）〕

疾患の概要

<病態>
- 伸筋腱第 1 コンパートメントでの腱鞘炎である。手関節橈側を通過する短母指伸筋 (extensor pollicis brevis muscle：EPB) 腱、長母指外転筋 (abductor pollicis longus muscle：APL) 腱の伸筋支帯通過部での腱鞘炎であり、特に EPB が病態に関与する。
- これらの筋は前腕背側に起始し、EPB は母指基節骨背側に、APL は第 1 中手骨基部および母指球筋筋膜に停止する。
- 手関節を自動運動で橈屈すると、皮下にこれらの腱の輪郭を明瞭に触知することができる。

<症状>
- 手関節橈側の痛みが主な訴えである。

<診察所見>
- 手を握った状態で、手関節を尺屈させる Eichoff test (図 2-1) が誘発テストとして有用である。
- 皮下に肥厚した腱鞘を結節状に触知する。

<画像診断>
- 単純 X 線検査：
・X 線検査は診断に有用ではなく、他疾患の鑑別として撮影するにとどまる。
- 超音波検査 (図 2-2)：
・腫脹した EPB 腱、APL 腱、肥厚した腱鞘を観察することができる。
・EPB 腱は APL 腱の尺側に位置し、通常短軸像では径 2 mm 程度の円形の高エコー像を示す。
・APL 腱は、EPB 腱よりも幅広く、平坦な高エコー像として描出できる。APL 腱は複数の腱束として描出できることもある。

・EPB 腱と APL 腱は、腱鞘内の隔壁で隔てられていることがあり、手術を行う際には重要な解剖学的構造となる。
・ド・ケルバン病では、EPB 腱、APL 腱の腫脹、靱帯性腱鞘の腫脹が観察できる。
・パワードプラーモードでは、しばしば腱鞘に血流の増加を認める。

<鑑別診断>
- 手関節橈側部痛の原因として臨床上よく見かける病態であり、徒手的な身体学的所見だけでも診断は比較的容易であることが多い。

治療方針

- 保存療法：
・手関節の局所の安静やステロイドの腱鞘内注入が広く行われている。
・ステロイドの局所注入は、効果が期待できるものの、再発の可能性、ステロイドの皮下組織漏出による色素脱失や皮下組織の萎縮が問題となりうる。
・注射の際にはほぼ直上を走行する橈骨神経浅枝の走行にも注意が必要である。
- 手術療法：
・腱鞘切開術が行われる。
・橈骨神経浅枝の走行に注意が必要であるほか、EPB 腱、APL 腱間の隔壁構造により開放が不十分とならないよう注意することが重要である。

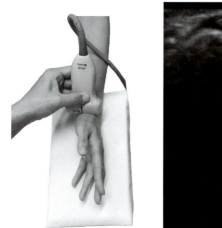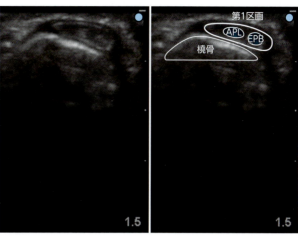

図 2-2 プローブ位置と超音波画像
〔画像提供：臼井要介先生（水谷痛みのクリニック）〕

（仲西　康顕）

3 母指CM（手根中手）関節症

 疾患の概要

＜病態＞
- 大菱形骨と第1中手骨で形成される母指手根中手（carpometacarpal：CM）関節の変形性関節症により関節不安定性、痛みを生じる。
- 物をつまむための母指の重要な機能である、ピンチ動作に支障が生じる。
- 変形が進行すると第1中手骨基部は橈背側へと亜脱臼し、母指の外転機能が障害され、代償性に母指中手指節間（metacarpophalangeal：MP）関節が背屈位をとる。

＜症状＞
- 手関節橈側から母指球付近の痛みを訴える。

＜診察所見＞
- 正確な圧痛部位の触知が診断に有用である。
- 母指に軸圧を加えて回す grind test（図 3-1）が有用である。

＜画像診断＞
- 単純X線検査：
- CM関節の狭小化や骨棘の形成、軟骨下骨の硬化、全体的な母指アライメントの変化を観察する。
- 超音波検査（図 3-2）：
- 超音波で、X線では写りにくい角度に生じた

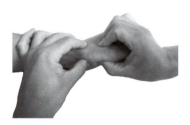

図 3-1 grind test
〔画像提供：臼井要介先生（水谷痛みのクリニック）〕

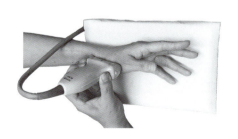

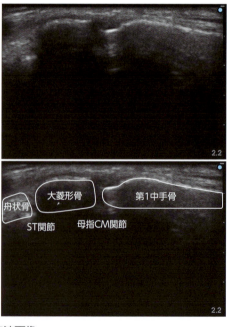

図 3-2 プローブ位置と超音波画像
〔画像提供：臼井要介先生（水谷痛みのクリニック）〕

骨棘の形成を確認することができる。関節滑膜の腫脹や、関節内液体貯留像、パワードプラーモードで関節滑膜の血流増加を認めることもある。

＜鑑別診断＞
- 母指狭窄性腱鞘炎、ド・ケルバン病、舟状骨大菱形骨（scapho-trapzial：ST）関節症との鑑別が必要である。

 治療方針

- 保存療法：
- ・関節の局所の安静やステロイドの間接包内注入が行われる。
- ・正確に関節包内にステロイドや局所麻酔薬を注入し、効果を確認することで、ST関節の痛みと鑑別することは術前評価にも有用である。
- 手術療法：
- ・関節固定術、種々の関節形成術、第1中手骨骨切り術などが行われている。

（仲西　康顕）

4 尺側手根伸筋腱腱鞘炎

 疾患の概要

<病態>
- 尺側手根伸筋は、上腕骨外側上顆より起始し第5中手骨基部に停止する伸筋腱であるが、三角線維軟骨複合体（triangular fibrocartilage complex：TFCC）とともに遠位橈尺関節の安定性に関与すると考えられている。
- 尺側手根伸筋腱の腱鞘は、表層の伸筋支帯と尺骨頭に付着する深層のsubsheathの二重構造をとり、尺側手根伸筋腱は、subsheathと尺骨頭の溝により構成されるfibro-osseous tunnelにより制動される。
- しばしばスポーツなどの外傷により、尺側手根伸筋腱の症状を生じることが知られている。
- subsheathの損傷を伴うものでは、尺側手根伸筋腱の不安定性を認めることがある。
- 回外位では、subsheathが遠位橈尺関節に近づき、解剖学的に尺側手根伸筋腱は手関節背側で強く曲げられた状態となる。
- 尺側手根伸筋腱は尺骨茎状突起とも干渉しやすい場所を走行する。

<症状>
- 手関節尺側部痛を主訴とする。

<診察所見>
- 手の診察では、できるだけ細かく圧痛部位を触知することが診断に役立つ。
- synergy testやcarpal supination test（図4-1）などの誘発テストが有用である。
- 手関節尺側部痛の正確な診断治療は、ある程度経験を積んだ整形外科医にも難しい症例がしばしば見られる。原因精査のためには、遠位橈尺関節および尺側手根伸筋腱の機能解剖の熟知を必要とする。

<画像診断>
- 単純X線検査：
  ・直接的に腱鞘炎を診断するものではないが、橈骨遠位端骨折に合併する尺骨茎状突起骨折の変形遺残の尺側手根伸筋腱への関与、尺骨突き上げ症候群など他疾患の鑑別に有用である。
- 超音波検査（図4-2）：
  ・腫脹した尺側手根伸筋腱、腱鞘内液体貯留の所見を観察する。
  ・尺骨茎状突起から第5中手骨基部までの間で、しばしば腱鞘の肥厚を認めることがある。
  ・subsheathの損傷を伴うものでは、手関節回外時の尺側手根伸筋腱の不安定性を観察することができる。
  ・パワードプラーモードでは、腱鞘の血流増加を観察することができる。

<鑑別診断>
- 手関節尺側部痛は頻度が多いが、TFCC損傷や尺骨突き上げ症候群と鑑別を要する機会が多い。
- TFCC損傷に尺側手根伸筋腱の症状が合併することもある。

 治療方針

- 保存療法：
  ・手関節の局所の安静やステロイドの腱鞘内注入が行われる。
  ・正確に腱鞘内にステロイドや局所麻酔薬を注入し、効果を確認することは鑑別診断に有用である。
- 手術療法：
  ・subsheathの損傷を伴うものでは腱の制動術、伴わないものでは尺側手根伸筋腱の除圧を行うことがある。

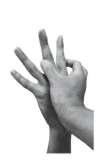 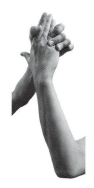

(a) synergy test　　(b) carpal supination test

図 4-1　synergy test と carpal supination test
〔画像提供：(a) 臼井要介先生（水谷痛みのクリニック），
(b) 鈴木重哉先生（藤枝市立総合病院）〕

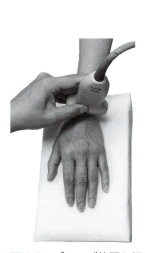 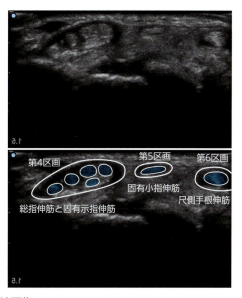

図 4-2　プローブ位置と超音波画像
〔画像提供：臼井要介先生（水谷痛みのクリニック）〕

（仲西　康顕）

5 TFCC（三角線維軟骨複合体）損傷

疾患の概要

＜病態＞
- 三角線維軟骨複合体（triangular fibrocartilage complex：TFCC）は遠位橈尺関節の安定性に重要な役割を果たす組織である。
- 特に複合体を構成する掌側および背側の radioulnar ligament の損傷によって引き起こされる、遠位橈尺関節の不安定性が臨床上重要な症状である。
- radioulnar ligament は、尺骨頭小窩への停止部で損傷されることが多い。
- 多くの症例で問題となるのは、掌側の radioulnar ligament の深層線維の機能不全であり、特に前腕回内位で尺骨頭は背側へ亜脱臼する。

＜症状＞
- 手関節尺側の痛みを訴える。

＜診察所見＞
- 遠位橈尺関節の不安定性を ballottement test（図 5-1）で評価する。

＜画像診断＞
- 単純 X 線検査：
- 手関節回内グリップ位で、遠位橈尺関節の開大を認めることがある。
- MRI 検査：
- radioulnar ligament の尺骨頭小窩で、T2 高信号の靱帯損傷を示唆する所見を観察する。
- 造影 CT 検査：
- 尺骨頭小窩への造影剤の侵入所見は、診断の特異度は高いが、感度は必ずしも高くはない。
- 超音波検査（図 5-2）：
- 遠位橈尺関節や橈骨手根関節に生じた関節水腫や滑膜増生を確認することがある。
- 回内位で尺骨頭が橈骨を基準として背側へ偏位する様子を観察することができる。
- しかし、病態の要である radioulnar ligament を直接観察することは難しい。

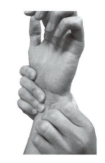

図 5-1　ballottement test
〔画像提供：臼井要介先生（水谷痛みのクリニック）〕

＜鑑別診断＞
- 尺側手根伸筋腱腱鞘炎や、尺骨突き上げ症候群との鑑別が必要である。

治療方針

- 保存療法：
- ギプスや装具により治療する。
- 受傷早期であれば保存療法の効果が期待できる。
- TFCC 損傷が臨床上問題となるのは、靱帯損傷による遠位橈尺関節の不安定性であるが、靱帯損傷に対してステロイドや局所麻酔薬を局所注入することは治療として一般的ではなく、靱帯の修復を阻害し変性を助長する可能性がある。
- 手術療法：
- 保存的治療に抵抗する症例に対しては、靱帯の修復術、再建術が適応となる。関節鏡視下の滑膜切除を合わせて行うことが多い。

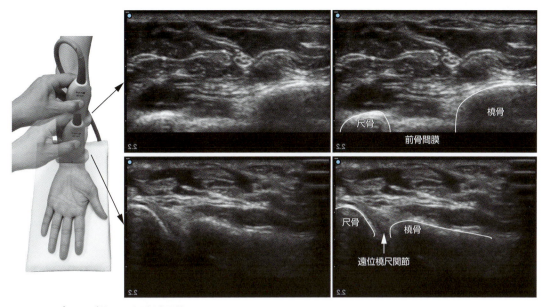

図 5-2 プローブ位置と超音波画像
〔画像提供：臼井要介先生（水谷痛みのクリニック）〕

（仲西　康顕）

C. 下 肢

6 股関節

1 変形性股関節症

 疾患の概要

<病態>
- 股関節に対する力学的あるいは生物学的な原因によって関節軟骨の変性が惹起され、関節周囲の骨変化および二次性の滑膜炎を生じて股関節の変形が徐々に進行するに伴い、疼痛、圧痛、可動域制限、関節水腫などの症状を生じる非炎症性疾患である[1]。
- 特に原因を有さない一次性股関節症と、さまざまな疾患に続発する二次性股関節症に分類される。
- 日本では発育性股関節形成不全や寛骨臼形成不全などに続発する二次生股関節症が大部分を占めることが特徴である。その他の二次生股関節症の背景としては、ペルテス(Perthes)病、特発性大腿骨頭壊死症、骨折あるいは脱臼などの外傷性疾患、炎症性疾患さらには最近注目を浴びている大腿骨寛骨臼インピンジメントなどが挙げられる。

<診察所見>
- 問診：疼痛が最も発生頻度が高い症状で、部位としては、鼠径部が一般的であるが、大腿前面や殿部に認めることもある。初期には、椅子から立ち上がる瞬間の違和感や、歩行開始時数歩の疼痛であることが多いが、病期が進行するに伴い、安静時痛や夜間痛が出現し、歩行時痛の持続時間が長くなり跛行を伴った歩行障害を自覚するようになる。
- 視診：中殿筋や大腿四頭筋の萎縮を認めることが多い。病期が進行すると殿筋の筋力低下を来すようになる。
- 触診：縫工筋、長内転筋、鼠径靱帯で構成されるスカルパ三角や大腿外側部に圧痛を認めることが多い。

(理学所見)
- 関節可動域制限：
・関節周囲の筋肉あるいは関節包などの軟部組織の拘縮や骨の変形が高度になると関節可動域制限が生じる。内旋、外転の制限から始まることが多く、進行に伴い徐々に屈曲、伸展制限が制限される。最終的には屈曲・内転・外旋拘縮になることにより、足の爪切り、靴下の着脱、和式トイレの使用などに支障を来すようになる。
- トレンデレンブルグ(Trendelenburg)徴候：
・殿筋の筋力低下を来すと、片脚立位時に健側の骨盤が下がる現象を認める。
- パトリックテスト(FABER test)：
・患者を背臥位とし患側足部を反対側膝の上に置き、股関節を屈曲・外転・外旋の肢位にする。この状態で患側膝の内側部を下方に圧迫する。股関節に痛みが生ずるときを陽性とする。

<画像診断>
- 単純X線検査：
・本症の診断に有用なのは単純X線像である。①関節裂隙の狭小化、②骨硬化、③骨棘形成、④骨嚢胞を確認することで診断は比較的容易である(図1-1)。
- 超音波検査：
・関節裂隙の狭小化、骨棘形成や関節水腫の貯

留を求めることは補助診断として有用である（図 1-2）。

<鑑別診断>
- 股関節部に痛みを生じる疾患として、特発性大腿骨頭壊死症や関節リウマチなどを考える必要がある。

治療方針

- 変形性股関節症は進行が緩徐であり、まずは運動療法、物理療法、装具療法、薬物療法などの保存療法で ADL の改善を試みるのが初期治療の基本である。
- 手術療法を希望しない症例の疼痛コントロールのために超音波ガイド下の関節内ブロックを行うことがあるが、その意義に関するエビデンスは少なく、本症の治療における超音波装置の存在意義は今のところ低い。
- 保存療法に抵抗する場合には手術療法を選択する。前期、初期、若年者の進行期股関節症に対してはできるかぎり寛骨臼回転骨切り術や棚形成術などの関節温存手術を選択するが、末期関節症に対しては人工関節全置換術を選択することが多い。

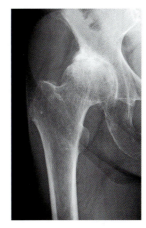

図 1-1　変形性股関節症の単純 X 線画像

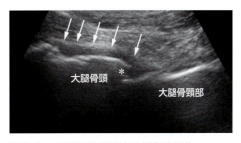

図 1-2　変形性股関節症の超音波画像
関節水腫（⇨）と骨棘（＊）を認める．

（加谷　光規）

2 大腿骨寛骨臼インピンジメント

疾患の概要

<病態>
- 他部位の障害と比べてその発生頻度は低いものの、スポーツ障害による鼠径部痛はアスリートのパフォーマンスの低下を引き起こす。その病態には不明な点が多く、症状の慢性化や再発を繰り返すというのが従来の実状であった。
- 鼠径部周囲のスポーツ障害とひと言でいっても、内転筋由来、腸腰筋由来、鼠径部由来、恥骨由来などさまざまな疾患が含まれており、各病態に即した対応が要求される[2]。
- 股関節由来のスポーツ障害には円靱帯損傷やDancer's hipに代表される股関節弛緩症などが含まれるが、近年では大腿骨寛骨臼インピンジメント（femoroacetabular impingement：FAI）の占める割合が大きいことが明らかになってきた。
- FAIは2003年にGanzにより提唱された疾患概念で[3]、臼蓋縁と大腿骨骨頭頸部移行部が衝突することにより、関節唇や関節軟骨に損傷を生じ、結果として股関節痛や機能障害を引き起こす病態である。
- FAIはその形態により大腿骨頭遠位前外側部の骨性隆起を主病態とするcamタイプと寛骨臼の後捻による前方過被覆を主病態とするpincerタイプに分けられる。

<診察所見>
- 問診：主な症状は股関節屈曲・内転・内旋時の股関節前面痛である。椅子から立ち上がるときや車乗降車時の鼠径部痛や股関節の運動時痛を訴えることが多い。

(理学所見)
- 関節可動域制限：

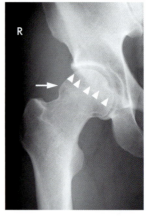

図2-1　FAIの単純X線画像
▷：crossover sign
→：pistol grip 変形

- 屈曲や内旋の可動域制限を呈することが多い。
- 前方インピンジメントテスト：
- 股関節を屈曲・内転・内旋したときに、痛みが出現したときを陽性とする。
- FABER test：
- 股関節前面や外側部に疼痛を認めたり、開排制限を認める場合を陽性とする。

<画像診断>
- 単純X線検査：
- 特徴的なcrossover signやpistol grip変形を認めることでFAIの診断が行われるのが一般的である（図2-1）
- Crossover sign；股関節正面像で寛骨臼前縁と後縁が交わって見える所見である。寛骨臼の後捻を意味し、Pincer FAIを示唆する所見である。
- Pistol grip deformity；骨頭頸部移行部の骨性隆起（bump）により、大腿骨頸部外側のオフセットが減少する所見である。cam type FAIを示唆する所見である。
- MRI検査：
- 放射状撮影により寛骨臼関節唇の損傷が描出される（図2-2）。
- 超音波検査の可能性：
- 画像診断の主流はあくまでも画像診断であ

り、インピンジメントという病態に基づく診断でないという問題点がある。この点、骨盤と大腿骨の動態を観察可能な超音波検査はFAIの動態診断が可能で寛骨臼の曲率半径よりも大きい曲率半径をもつ大腿骨頭のjamming現象を観察することでFAIの病態診断が可能であるし、寛骨臼股関節唇の損傷も同時に診断できることからその有用性が注目されてきている。

- アスリートの股関節痛の他の原因として、大腿直筋直頭の下前腸骨棘付着部での部分損傷や腸腰筋腱炎の診断も行えることも超音波診断の大きなメリットである（図2-3）。
- 運動器疾患の診断に頻用されるリニア型プローブが頻用されるが、より深部の情報が必要な場合にはコンベクス型のプローブを用いることが多い。体位は仰臥位でルーチンの走査としては前方・後方・内側・外側走査が用いられる。

<鑑別診断>
- アスリートの股関節障害として、股関節弛緩症、寛骨臼形成不全や、恥骨結合炎、内転筋付着部炎を考える必要がある。

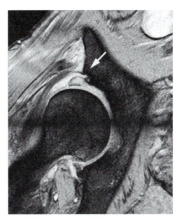

図2-2　FAIのMRI画像
⇒：寛骨臼関節唇損傷

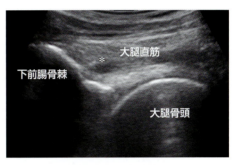

図2-3　下前腸骨棘部の超音波画像
大腿直筋付着部の部分断裂を示す．
＊：hypoechoic lesion

 治療方針

- アスリートの股関節障害の治療の基本は保存療法で、体幹筋や股関節周囲筋の筋力トレーニングを主とした理学療法により疼痛が消失することが多い。
- 超音波ガイド下の関節内ブロックや下前腸骨棘部のトリガーポイント注射も有効である。
- 保存療法に抵抗する場合が、手術療法の適応となる。FAIの病態を直視下に確認したうえで関節内処置やインピンジメントの解消を行うsurgical dislocation法が従来の手術法であったが[3]、近年では股関節鏡視下手術が低侵襲手術として一般的となっている。

（加谷　光規）

3 外側大腿皮神経障害（感覚異常性大腿痛）

疾患の概要

＜病態＞

- 外側大腿皮神経の上前腸骨棘付近での絞扼性神経障害が病態であることが多い。大腿外側部にしびれや疼痛を来し、感覚異常性大腿痛（melalgia paresthetica）と呼ばれることもある。
- 腹臥位での手術、ベルトやコルセットによる機械的圧迫、打撲などの外部からの圧迫や腫瘍、肥満、妊娠などの内部からの刺激に加えて、腸骨稜からの採骨、骨盤骨切り術や人工股関節全置換術などの際の直接損傷も障害の原因となる。

＜診察所見（理学所見）＞

- 自覚的にはしびれ感や不快感、高度な場合には灼熱感を伴う疼痛といった異常感覚性大腿痛を訴える。
- 他覚的には大腿外側の支配領域の知覚障害と上前腸骨棘に Tinnel 様徴候を認めることが多い。

＜鑑別診断＞

- 大腿部や膝部に放散痛を認めることも多く、膝関節疾患、股関節疾患さらには腰椎椎間板ヘルニアやニューロパチーとの鑑別を要する。

治療方針

- 圧迫などの原因が明らかな場合には、原因の除去により症状が消失することが多い。
- 症状の強い場合には上前腸骨棘内側での神経ブロックを行うことで症状は軽快する。
- 保存療法に抵抗する場合に外側大腿皮神経の神経剝離術や切除術が行われることがあるが、安定した治療成績の報告はない。

文 献

1) 加畑多文, 久保俊一. 変形性股関節症. 疾患概念と定義. 久保俊一編. 股関節外科学. 京都：金芳堂；2014. p.570-2.
2) Weir A, Brukner P, Delahunt E, et al. Doha agreement meeting on terminaly and definitions in groin pain in athletes. Br J Sport Med 2015；49：768-74.
3) Ganz R, Parvizi J, Beck M, et al. Femoroacetabular impingent. A cause for osteoarthritis of the hip. Clin Orthop Relat Res 2003；417：112-20.

（加谷　光規）

C. 下　肢

7 膝関節

1 ジャンパー膝

疾患の概要

<病態>
- スポーツ活動などで、膝伸展機構を使いすぎることで起こる膝蓋腱、大腿四頭筋腱の膝蓋骨付着部の腱症である。
- 腱付着部の組織病理学的には、ムコイド変性を伴うコラーゲン線維の断裂と、継続する組織修復過程がみられる[1]。
- 主な症状は、走行やジャンプなどの動作によって惹き起こされる膝蓋骨下端や上端の鋭痛である。

<診察所見（理学所見）>
- 膝蓋骨下端や上端の圧痛を認める。また、大腿四頭筋の短縮がみられることも多い。

<画像診断>
- X線検査：
・膝蓋骨下端に石灰化を認めることがある[2]。
- MRI 検査：
・脂肪抑制プロトン密度協調像にて膝蓋腱膝蓋骨付着部に高信号域がみられる（図 1-1）。
- 超音波検査手技の基本：
・体位は膝関節 90°の臥位または坐位とする。
・膝蓋骨下端が入るようにプローブを膝蓋腱に対して長軸となるように当てる（図 1-2）。

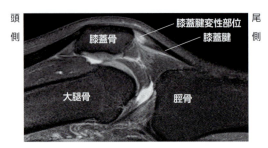

図 1-1　ジャンパー膝の MRI，脂肪抑制プロトン密度協調像矢状断
膝蓋腱膝蓋骨付着部に高信号域がみられる．

<超音波所見>
- 正常な膝蓋腱は fibrillar pattern と呼ばれる靱帯線維の層構造が観察できる（図 1-2）。
- 慢性のジャンパー膝では、fibrillar pattern の消失、膝蓋腱付着部の low echoic area[3]が腱実質内に観察できる（図 1-3）。
- パワードプラーモードでは腱実質、膝蓋下脂肪体（Hoffa's fat pad）内に新生血管の増生を観察することもできる[4]（図 1-4）。

<鑑別診断>
- Sinding-Larsen-Johansson 病
- 膝蓋骨下端 sleeve 骨折
- 膝蓋下脂肪体炎
- Osgood-Schlatter 病
- 膝蓋腱断裂
- 分裂膝蓋骨

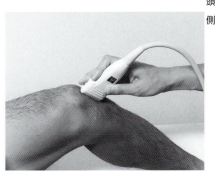
（a）超音波手技

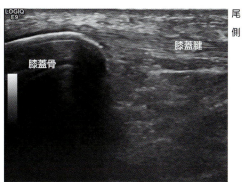
（b）膝蓋腱正常像

図 1-2　ジャンパー膝の超音波手技，正常像

 治療方針

- 治療は保存療法が中心であり、練習量や仕事でかかる負荷の量や強度を見直し、ウォーミングアップ（ストレッチング含む）やクールダウンをしっかり行う。またシューズの問題やスポーツでのサーフェスの問題を改善する。
- ほかにもヒアルロン酸注入や体外衝撃波療法が行われることがある。難活例には手術を施行する。

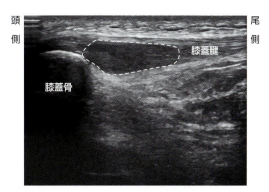

図 1-3　ジャンパー膝の膝蓋腱長軸像
膝蓋腱膝蓋骨付着部（点線枠内）に fiblillar pattern 消失と，低エコー域がみられる．

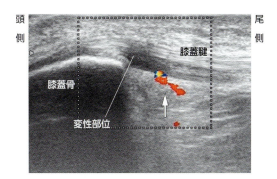

図 1-4　ジャンパー膝の膝蓋腱長軸像，ドプラー
膝蓋腱膝蓋骨付着部に fiblillar pattern 消失と，低エコー域がみられる．
Hoffa's fat pad 内に新生血管の増生像（⇨）がみられる．

（大内　洋、市川　顕）

2 膝関節内側、外側側副靱帯損傷

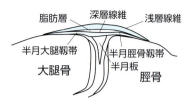

図2-1 MCL部の冠状断の模式図

疾患の概要

<病態>
- 膝関節内側側副靱帯（medial collateral ligament：MCL）は表層線維と深層線維に分けられ、深層線維は関節包、半月板と結合する。深層線維は大腿骨から半月板に連続する線維を半月大腿靱帯、脛骨から半月板に連続する線維を半月脛骨靱帯に分けられる（図2-1）。
- MCLは接触、非接触外傷により膝関節に強い外反力が加わることで断裂することが多い。

<診察所見>
- 最大伸展位と30°程度の屈曲位で膝関節外反ストレスををを加える。
- 内側側副靱帯の単独損傷では軽度屈曲位で陽性になるが、最大伸展位での評価は通常陰性である。
- 伸展位でも左右差がある不安定性を認めた場合は、後十字靱帯の合併損傷も疑う。

<画像診断>
- 超音波手技の基本：
・患者は仰臥位とし、膝関節は伸展位とする。
・MCL付着部である大腿骨から脛骨までMCLが長軸となるようにプローブを当てる。
・MCLの多くは近位浅層と半月大腿靱帯が損傷する[5]が、遠位部、実質部での断裂もみられるため、MCL深層、浅層を近位付着部、実質部、遠位付着部それぞれの部位で観察する。
- 超音波所見：
・損傷のない靱帯では1～3 mmの厚さのfibrillar patternと呼ばれる靱帯線維の層構造を観察できる。
・MCL表層線維、深層線維を高エコーの層として区別して観察でき、表層・深層の層間には薄い脂肪層が線状の低エコー像として観察できる（図2-2）[6]。
- 超音波画像ではMCL評価は靱帯連続性の消失や断裂端の有無、実質内の低エコー領域の有無、付着部剥離骨折、靱帯実質の腫脹を評価する（図2-3、4）。
- 深層線維のみの断裂もあるため、深層線維である半月大腿靱帯や半月脛骨靱帯も注意深く観察する。
- 外反ストレス手技・所見：
・X線ストレス撮影は膝関節の不安定性を評価する方法として知られているが、超音波画像でも簡便に動的外反不安定性の評価を行うことができる。
・患者を仰臥位とし、検者は片手にエコーのプローブを把持して内側関節裂隙を観察する。
・プローブを把持している側の検者の腋で患者の下腿遠位を固定し、逆側の手で矢印の方向に外反ストレスをかける。外反ストレスをかけた状態でプローブを関節裂隙に当て、裂隙の拡大を評価する（図2-5、6）。

治療方針

- MCLの単独損傷の場合、外固定により拘縮とならないように、われわれは支柱付き外反抑制サポーターなどを用いて積極的に可動域訓練、大腿四頭筋訓練を行っている。
- 前十字靱帯や後十字靱帯損傷などの重度複合損傷や断端が関節裂隙にはさまった場合などは手術療法を勧めている。

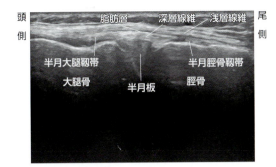

図 2-2 正常 MCL, 長軸像

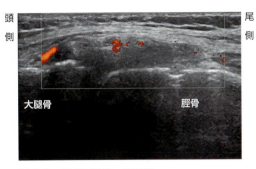

図 2-3 MCL 断裂, 長軸像
MCL 実質は腫脹し低エコーとなり, fibrillar pattern の消失がみられる.
また, MCL 実質内に hypervascularity がみられる.

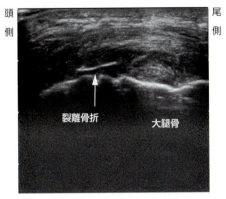

図 2-4 MCL 大腿骨付着部剝離骨折, 長軸像
矢印部に大腿骨皮質骨表層に剝離した骨片と MCL の fibrillar pattern 消失を観察できる.

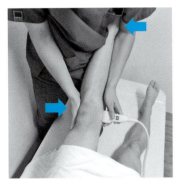

図 2-5 超音波を用いての外反ストレス評価方法

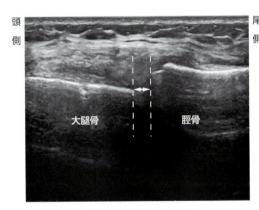

(a) 外反ストレスなし

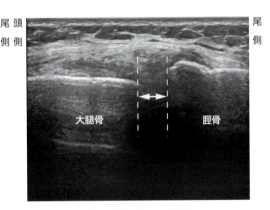

(b) 外反ストレスあり

図 2-6 MCL 損傷患者の関節裂隙
(a) に比べて (b) のほうが関節裂隙拡大している像を観察することができる.
⇔:関節裂隙

(大内 洋、市川 顕)

3 膝関節周囲水腫

疾患の概要

<病態>
- 膝関節には関節包以外にも多くの滑液包が存在する。
- 視診上、関節内の関節内水腫と思われても、実は滑液包水腫ということもしばしばみられる。

<診察所見>
- 膝関節内の血液や関節液の貯留をみるには片方の手を膝蓋骨近位に置き膝蓋上嚢をしぼり、他方の手指を膝蓋骨内外側に置いて波動をみる。
- Baker嚢胞や滑液包では同部の腫脹や圧痛を認めることがある。

<画像診断>
- 超音波検査：
・水腫の存在か所を鑑別することができる。
- 超音波手技の基本：
・滑液包の解剖学的位置の直上にプローブを当てる（図 3-1）。
・膝関節内水腫の有無は膝関節伸展位で膝蓋上嚢部にプローブを操作すると評価しやすい。

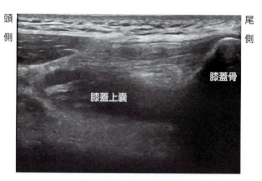

図 3-2　膝関節水腫（膝蓋上嚢部）

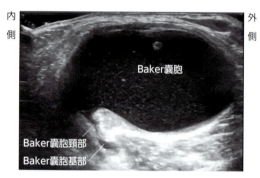

図 3-3　Baker 嚢胞

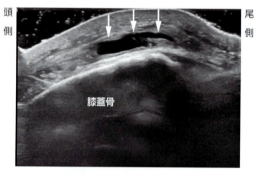

図 3-4　膝蓋前滑液包水腫
膝蓋骨上に低エコー域の水腫がみられる（→）.

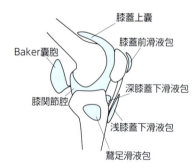

図 3-1　膝関節，模式図
膝関節包と膝関節周囲の炎症の起こりやすい滑液包，Baker 嚢胞

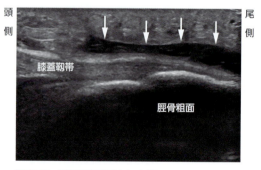

図 3-5　浅膝蓋下滑液包水腫
脛骨粗面，膝蓋腱上に低エコー域の水腫がみられる（→）.

＜超音波所見＞
- 液体成分が貯留している場合、滑液包、関節包は膨隆し、包内は低エコーを呈する（図3-2～5）。

 治療方針

- 単に穿刺吸引するのでなく、その水腫の根本原因に対する治療を試みることが多い。
- 関節軟骨の損傷、半月板の断裂に対しては関節鏡手術を施行することがある。
- また滑液包水腫に対しては、物理的刺激を減らすために動作、作業の改善をしたり、筋腱のストレッチをすることが多い。

文献

1) Carr JC, Hanly S, Griffin J, et al. Sonography of the patellar tendon and adjacent structures in pediatric and adult patients. AJR 2001；176：1535-9.
2) 中村利孝, 豊島良太, 吉川秀樹ほか. 中村利孝, 松野丈夫, 井樋栄二ほか編. 標準整形外科学（第11版）. 東京：医学書院；2011. p.624-5.
3) Khan KM, Bonar F, Desmond PM et al. patella tendinosis（jumper's knee）：finding at histopathologic examinations, US and MR imaging. Victorian Institute of sport tendon study group. Radiology 1996；200：821-7.
4) Terslev L, Qvistgaard E, Torp-Pedersen S, et al. Ultrasound and power doppler findings in jumper's knee-preliminary observations. Eur J Ultrasound 2001；13：183-9.
5) Bianchi S, Martinoli C. In：Beart AL, editor. Ultrasound of the musculoskeletal systems. Berlin Heidelberg：Springer；2007. p.638-744.
6) De Maeseneer M, Lenchik L, Starok M. Normal and abnormal medial meniscocapsular structures：MR imaging and sonography in cadavers. AM J Roentqenol 1998；171：969-76.

（大内　洋、市川　顕）

C. 下　肢

8 足関節・足

 診断時の手技の基本（図）

- 足関節・足部は皮下脂肪や皮下組織が少なく、ほとんどの腱や靱帯などの軟部組織は体表から浅い位置に存在しているため、高周波リニアプローブを用いた超音波診療に適した部位であるといえる。
- 骨性隆起を体表から触れることができるため、各構造物を探す際のランドマークとなる。
- 所見に迷う場合には、健側との比較が容易にできることもメリットとなる。
- 足関節・足部の操作では基本的に仰臥位や坐位で行うことが多い。
- 例外として、足関節後方の操作では腹臥位で行うことが多い。腹臥位では足部をベッドから出すなど足趾・足関節を動かせるような配置で行う。

 鑑別診断

- 足関節前方：足関節前方インピンジメント症候群、変形性足関節症
- 足関節後方：アキレス腱症、アキレス腱付着部症、足関節後方インピンジメント症候群
- 足関節外側：靱帯損傷（前距腓靱帯、踵腓靱帯、前下脛腓靱帯など）、腓骨外果骨折、腓骨筋腱脱臼、足根洞症候群
- 足関節内側：三角靱帯損傷、脛骨内果骨折、後脛骨筋腱障害、足根管症候群、距・踵骨癒合症
- 足部内側：外脛骨障害、第一舟状・楔状骨癒合症
- 足部外側：踵骨前方突起骨折、第五中足骨基部骨折、踵・舟状骨癒合症
- 足背：疲労骨折（舟状骨、中足骨基部）Lisfranc靱帯損傷
- 足底：足底腱膜症、種子骨障害

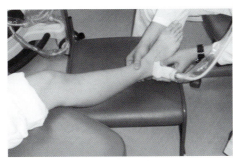

(a）足関節外側（前距腓靱帯）　　　　（b）足底（足底腱膜）

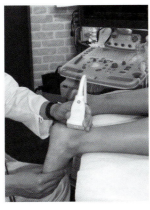

(c）足関節後方（アキレス腱）

図　足部・足関節超音波検査の体位

（松井　智裕、熊井　司）

1 変形性足関節症

疾患の概要

<病態>
- 足関節周辺には多くの関節が近接しているため、股関節や膝関節と比較して変形性関節症の発生頻度は少ないが、その中では骨折などの外傷後の関節症が多い（78％）[1]。
- 関節症性変化は内果関節面から始まることが多く、進行すると天蓋部にも関節裂隙の狭小化がみられるようになり、最終的には全体に関節裂隙が狭小する。

<診察所見>
- 初期には歩行開始時の疼痛を認める。
- 進行期になれば、常時疼痛を認め、長時間歩行が困難になる。

<画像診断>
- 単純 X 線検査で、関節裂隙の狭小化を認めない初期の症例には、超音波検査で関節液の貯留や骨棘形成を確認することが有用である（図 1-1）。
- 骨棘は脛骨下端外側と距骨滑車内側に好発する[2]。
- 初期例では不安定性を訴えるものもあり、超音波検査などによる足関節外側靱帯の評価が必要となる（図 1-2）。
- 荷重位 X 線による病期分類（図 1-3）[3,4]：
1 期；骨硬化や骨棘は認めるが、関節裂隙の狭小化は認めない。

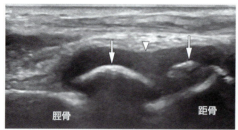

（a）背屈位

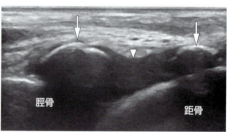

（b）底屈位

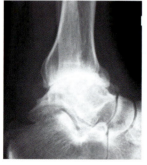

（c）同一症例の荷重時 X 線側面像

図 1-1 変形性関節症
脛骨下端および距骨滑車に骨棘を認める．
（a）背屈位：脛骨骨棘（→）と距骨骨棘（→）は接近し，関節包（▷）は弛緩する．
（b）底屈位：脛骨骨棘（→）と距骨骨棘（→）は離れ，関節包（▷）は緊張する．

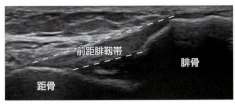 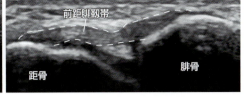

（a）正常前距腓靱帯　　　　　　（b）陳旧性前距腓靱帯損傷

図 1-2　前距腓靱帯
　　　　靱帯の蛇行を認め，足関節不安定症を疑う．

2 期；関節裂隙の狭小を認めるが、軟骨下骨組織の接触は認めない。
3a 期；軟骨下骨組織の接触が内果関節部のみに認められる。
3b 期；軟骨下骨組織の接触が天蓋部にも一部及んでいる。
4 期；全体に関節裂隙が狭小化して軟骨部が消失し、骨組織同士の接触を認める。

 治療方針

- まずは非ステロイド性抗炎症薬（nonsteroidal anti-inflammatory drugs：NSAIDs）の経口・外用や温熱療法（超短波、ホットパックなど）、ヒアルロン酸の関節内注入などの保存療法を行う（第Ⅳ章治療編 8-1. 足関節内注射参照）。
- 1 期から 2 期の初期関節症には外側ウェッジの足底挿板も有効である。保存療法に抵抗性の場合には手術が検討されるが、初期で関節不安定性はあるが、関節裂隙が比較的保たれているものには靱帯再建術、2 期から 3a 期には下位脛骨骨切り術、3b 期から 4 期では比較的若年で活動性が高い場合には関節固定術、高齢で活動性も低い場合には人工関節置換術が適応となる[5]。

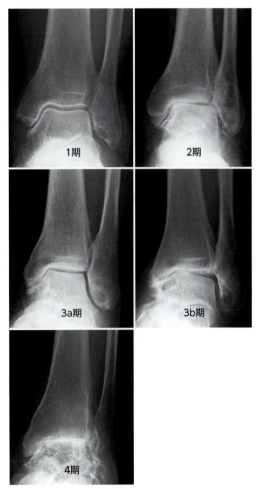

図 1-3　変形性足関節症の X 線分類
　　　　（立位 X 線正面像）

（松井　智裕、熊井　司）

2 足底腱膜症

疾患の概要

<病態>
- 足底腱膜は踵骨隆起の内側突起から起始し、各足趾の基節骨底面に停止する。足部縦アーチの保持と衝撃吸収に重要な役割を担う。
- 長時間の立位・歩行・ランニングや回内足、足関節背屈可動域の低下、不適切な靴、肥満などが原因となり[6]、足底腱膜に微細損傷が繰り返し起こり、その修復不良に変性が起こることで足底腱膜症に至る。

<診察所見>
- 歩行開始一歩目の疼痛（特に起床時）が特徴的であり、足底腱膜起始部に圧痛を認める。
- スポーツ選手では運動開始時に痛みがあるが、徐々に改善していく場合と、逆に途中から痛みが増強する場合がある[7]。

<画像診断>
- 単純X線検査：
- 踵骨棘が特徴的な所見であるが、足底腱膜そのものの評価には超音波やMRI検査が有用である。
- 超音波検査：
- 足底腱膜は全体的に低エコーを呈し、肥厚しているのが最も特徴的な所見である（図2-1）。また、足底腱膜内部に限局的高エコー領域を認めることやパワードプラー像でfat padから足底腱膜に流入する血流を認めることもある。

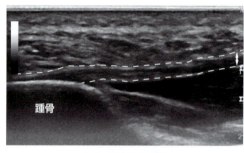

（a）正常足底腱膜

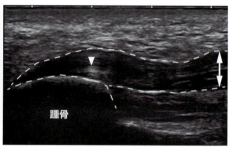

（b）足底腱膜症

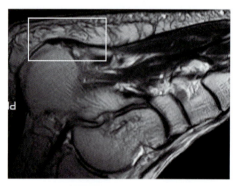

（c）足底腱膜のMRI画像（T2WI）

図2-1　足底腱膜症
　足底腱膜の肥厚と内部に限局的高エコー領域（▷）を認める.
　（c）□：超音波画像描出部位

治療方針

- 急性期には局所安静、アイシング、経口・外用のNSAIDsを使用する。
- 慢性期には足関節背屈かつ足趾背屈によるストレッチが保存療法の基本である。
- また、テーピング、ナイトスプリント（足関節中間位、足趾背屈）、足底挿板（アーチサポート、ヒールカップ、ヒールパッド、補高）が有効とする報告もある。
- 超音波ガイド下に局所麻酔薬、ヒアルロン酸、ステロイドなどの注射を行うことも有効な治療法であるが、ステロイドには足底腱膜の断裂、脂肪萎縮などのリスクがあるため、頻回の注射は控えるべきである[8]。注射は、超音波ガイド下に足底腱膜の深層に穿刺・薬液注入を行う。
- その他、体外衝撃波や多血小板血漿（platelet-rich plasma：PRP）療法などの新しい治療法の有効性も報告[9,10]されるようになってきたが、これらも超音波で標的部位を定めて行うようにする。
- 保存療法に抵抗性の症例には、足底腱膜切離術や腓腹筋筋膜切離術が行われる。

（松井　智裕、熊井　司）

3 アキレス腱症、アキレス腱付着部症、踵骨後方滑液包炎

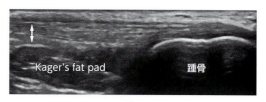

図 3-1 正常アキレス腱の超音波画像
⇔：アキレス腱

疾患の概要

<病態>
- アキレス腱は腓腹筋とヒラメ筋の合同腱であり、90°内旋しながら踵骨に停止する[11]。いわゆる腱鞘を有さずに、パラテノンと呼ばれる結合組織に覆われるという特徴をもつ。アキレス腱は踵骨付着部から2〜6 cm近位に血流に乏しい部位が存在し、同部位において障害が発生しやすい[12]。
- アキレス腱障害は踵骨付着部から約2 cmを境界としてアキレス腱付着部症（insertional Achilles tendinopathy）とアキレス腱症（non-insertional Achilles tendinopathy）に分類され、アキレス腱付着部症は、さらに踵骨付着部そのものの障害である狭義の付着部症と踵骨後方滑液包炎の2つの病態に分けられる[13]。

<診察所見>
- アキレス腱障害は長距離ランナーやジャンプ競技の選手に好発し、アキレス腱の把持痛、歩行開始時痛を認める。
- 踵骨後方滑液包炎では、アキレス腱の踵骨付着部外側に pump bump と呼ばれる隆起を皮膚上から触れることがある。

<画像診断>
- MRIや超音波検査が有用であり、アキレス腱症の超音波画像ではアキレス腱が紡錘状に肥厚し、ドプラー像で深層 fat pad からアキレス腱実質に流入する血流を認める（図 3-1、2）。また、パラテノンの肥厚や腱実質内に線状高エコーを認めることもある。パラテノン周囲に炎症があれば深層 fat pad とパラテノンが癒着していることもあり、足関節を底背屈させて動態を確認することも重要である。
- アキレス腱付着部症の超音波画像では、付着部の踵骨に骨棘を認め、時に腱実質内にも石灰化を示す高エコー領域を認めることがある（図 3-3）。
- 踵骨後方滑液包炎の超音波画像では、滑液包内に液体貯留を示す低エコー領域を認める（図 3-4）。また、踵骨後上隆起の突出（haglund deformity）を超音波や単純X線で確認しておくことも重要である。

治療方針

- 急性期には局所安静、アイシング、経口・外用の NSAIDs を使用する。
- 足底挿板により 5〜10 mm の補高を行い、アキレス腱の過度の伸長を避けることも有効である[14]。
- アキレス腱の遠心性ストレッチは、腱内に流入する新生血管を減少させ、腱の再構築を促進させる効果があり、治療の中心となる[15]。
- 局所麻酔薬、ヒアルロン酸、ステロイドなどの注射を行うことも有効な治療であるが、ステロイドには腱断裂、脂肪萎縮などのリスクがあるため、頻回の注射は控えるべきである[16]。注射は、超音波ガイド下に深層パラテノンと fat pad の間を剥離するように薬液注入を行う。
- 他に血管硬化療法、体外衝撃波、ニトログリセリンパッチ、多血小板血漿（PRP）療法にて良好な成績が得られたという報告もある。
- 保存療法に抵抗性のアキレス腱付着部症には手術加療が行われることがあり、踵骨後方滑液包炎には、踵骨後上隆起（haglund defor-

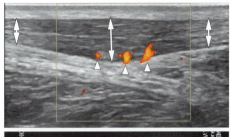

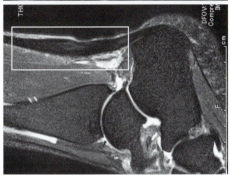

図 3-2　アキレス腱症
　　　紡錘状に肥厚したアキレス腱（⇔）と腱内に流入する血流（▷）を認める．
　　　☐：超音波画像抽出部位

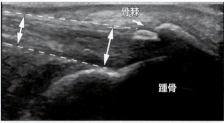

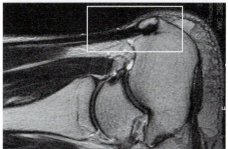

図 3-3　アキレス腱付着部症
　　　踵骨付着部に骨棘形成を認める．
　　　⇔：アキレス腱
　　　☐：超音波画像描出部位

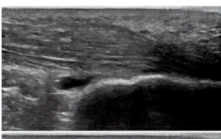

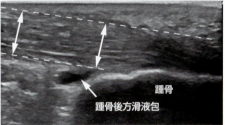

図 3-4　踵骨後方滑液包炎
　　　滑液包内に液体貯留を示す低エコー領域を認める．
　　　⇔：アキレス腱

mity）の切除が行われ，狭義のアキレス腱付着部症には，骨棘の切除と付着部再建術が適応となる．

文　献

1) Thomas RH, Daniels TR. Ankle arthritis. J Bone Joint Surg 2003；85：923-36.
2) Berberian WS, Hecht PJ, Wapner KL, et al. Morphology of tibiotalar osteophytes in anterior ankle impingement. Foot Ankle Int 2001；22：313-7.
3) Takakura Y, Tanaka Y, Kumai T, et al. Low tibial osteotomy for osteoarthritis of the ankle. Results of a new operation in 18 patients. J Bone Joint Surg Br 1995；77：50-4.
4) Tanaka Y, Takakura Y, Hayashi K, et al. Low tibial osteotomy for varus-type osteoarthritis of the ankle. J Bone Joint Surg Br 2006；88：909-13.
5) 高倉義典．変形性足関節症．田中康仁，北田　力編．図説足の臨床．東京：メジカルビュー社；2010．p.110-6.
6) Beeson P. Plantar fasciopathy：Revisiting the risk factors. Foot Ankle Surg 2014；20：160-5.
7) 熊井　司．難治性足部スポーツ傷害の治療　足底腱膜炎の病態と治療戦略．臨整外 2012；47：741-7.
8) Lee HS, Choi YR, Kim SW, et al. Risk factors affecting chronic rupture of the plantar fascia. Foot Ankle Int 2014；35：258-63.
9) Gollwitzer H, Saxena A, DiDomenico LA, et al. Clinically relevant effectiveness of focused extracorporeal shock wave therapy in the treatment of chronic plantar fasciitis. J Bone Joint Surg Am 2015；97：701-8.
10) Hsiao MY, Hung CY, Chang KV, et al. Comparative

effectiveness of autologous blood-derived products, shock-wave therapy and corticosteroids for treatment of plantar fasciitis : a network meta-analysis. Rheumatology (Oxford) 2015 ; 54 : 1735-43.
11) Uquillas CA, Guss MS, Ryan DJ, et al. Everything achilles : Knowledge update and current concepts in management. J Bone Joint Surg Am 2015 ; 97 : 1187-95.
12) Chen TM, Rozen WM, Pan WR, et al. The arterial anatomy of the Achilles tendon : anatomical study and clinical implication. Clin Anat 2009 ; 22 : 377-85.
13) Van Dijk CN, van Sterkenburg MN, Wieqerinck JI, et al. Terminology for Achilles tendon related disorders. Knee Surg Sports Traumatol Arthrosc 2011 ; 19 : 835-41.
14) Wiegerinck JI, Kerkhoffs GM, van Sterkenburg MN, et al. Treatment for insertional Achilles tendinopathy : a systematic review. Knee Surg Sports Traumatol Arthrosc 2013 ; 21 : 1345-55.
15) Ohberg L, Lorentzon R, Alfredson H, et al. Eccentric training in patients with chronic Achilles tendinosis : normalized tendon structure and decreased thickness as follow up. Br J Sports Med 2004 ; 38 : 8-11.
16) Gross CE, Hsu AR, Chahal J, et al. Injectable treatments for noninsertional Achilles tendinosis : A systematic review. Foot Ankle Int 2013 ; 34 : 619-28.

（松井　智裕、熊井　司）

MEMO

4 足関節前方インピンジメント症候群

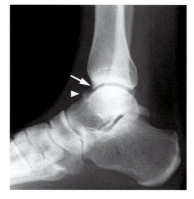

図 4-1 単純 X 線画像
脛骨前縁（→）と距骨滑車前縁（▷）に骨棘が確認できる．

疾患の概要

＜病態＞
- 脛骨前縁・距骨滑車前縁に生じた骨棘や小骨片などの異常な骨組織により発症する[1]．
- サッカー選手に多いことから footballer's ankle とも呼ばれており[2]、しばしば足関節不安定症に続発する[1]．

＜診察所見＞
- 足関節の背屈動作により前方に疼痛が生じ、しばしば背屈可動域が制限されている．

＜画像診断＞
- 単純 X 線・CT 検査：
・脛骨前縁・距骨滑車前縁の骨棘や小骨片を確認する（図 4-1、2）[1]．
- 超音波検査：
・足関節を底背屈させながら観察することによ

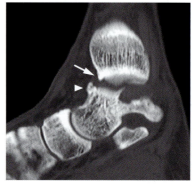

図 4-2 CT 画像
矢状断の同スライスで，脛骨前縁（→）と距骨滑車前縁（▷）に骨棘が確認できる．

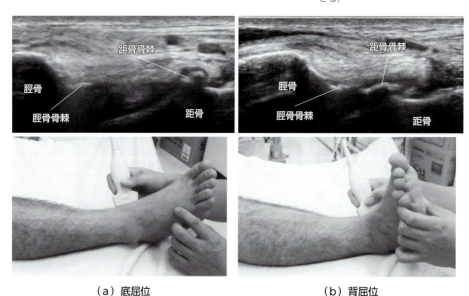

（a）底屈位　　　　　　　　　　　（b）背屈位

図 4-3 超音波画像（動態観察）
足関節を背屈させると，脛骨前縁と距骨滑車前縁の骨棘がインピンジしている．

り、その病態を動的に観察することが可能である（図 4-3）。

治療方針

- まずは NSAIDs の内服や運動量の制限、リハビリテーションなど保存治療を行う。
- インピンジを来している部位への超音波ガイド下ステロイド注射も有用である[1]。
- 保存治療に反応せず症状が持続する場合には、関節鏡視下の骨棘切除など手術治療も検討する[3]。

（笹原　潤）

5 足関節後方インピンジメント症候群

 疾患の概要

<病態>
- 足関節を強く底屈させたときに、足関節後方で三角骨や肥大した距骨後突起外側結節（stieda結節）、滑膜や関節包などの軟部組織が衝突したり挟み込まれたりすることによって痛みを生じる疾患である[4]。

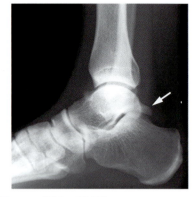

図5-1　単純X線画像
足関節後方に，肥大した距骨後突起外側結節（➡：Stieda結節）が確認できる．

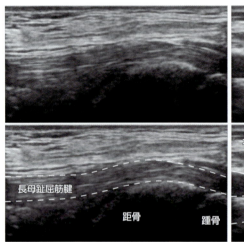

(a) 健側

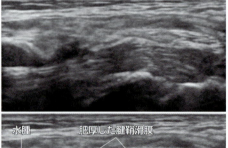

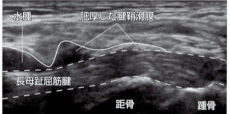

(b) 患側

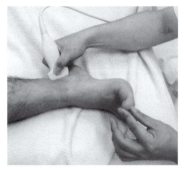

(c) プローブの当て方

図5-2　超音波画像
患側の長母趾屈筋腱は健側と比べて肥厚し，水腫や肥厚した腱鞘滑膜が確認できる．

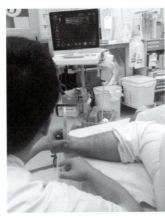
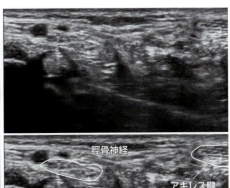
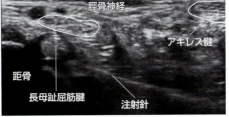

図 5-3 超音波ガイド下注射
患側下の側臥位で、距骨長母趾屈筋腱溝レベルにおいて長母趾屈筋腱の短軸像を描出する。
アキレス腱外側より平行法で注射針を刺入して、長母趾屈筋腱腱鞘内とその周囲に注射する。
プロカインテストではプロカインやリドカインなど局所麻酔薬 1 mL を注射し、治療も兼ねる場合はデキサメタゾン 1.65 mg を局所麻酔薬に混注して注射する。

＜診察所見＞
- サッカーにおけるインステップキックやクラシックバレエにおける pointe の姿勢など、足関節を強く底屈させたとき、爪先立ち動作においてしばしば疼痛を伴う。

＜画像診断＞
- 単純 X 線検査における三角骨や stieda 結節、超音波検査や MRI における長母趾屈筋腱の肥大や水腫、腱鞘滑膜炎所見の存在が有用である（図 5-1、2）[4]。
- 長母趾屈筋腱の滑走障害を来しているような症例では、超音波検査で腱の動きや移動量を動的に観察できる。
- プロカインテスト：
- 病変部位に局所麻酔薬を注射し、疼痛の消失がみられた場合に陽性と判断する[5]。
- 長母趾屈筋腱の浅層には脛骨神経や後脛骨動静脈があるため、その注射は超音波ガイド下にこれらをよけて行う（図 5-3）。
- 診察所見から本疾患を疑った場合は、画像所見を伴わない症例に対しても診断目的に行う。

治療方針

- まずは NSAIDs の内服や運動量の制限、リハビリテーションなど保存治療を行う。
- 長母趾屈筋腱の腱鞘内や距骨後突起外側結節周囲への超音波ガイド下ステロイド注射（平行法、先述のとおり）も有用である[6]。
- 保存治療に反応せず症状が持続する場合には、後足部鏡視下デブリドマンなど手術治療も検討する[7]。

（笹原　潤）

6 足根管症候群

 疾患の概要

<病態>
- 足根管において生じる脛骨神経の絞扼性神経障害で、足関節内側から足底に疼痛や感覚障害を来す疾患である[8]。
- 足根管は、内果の遠位後方に位置する距骨・踵骨と屈筋支帯に囲まれたトンネル状の構造物で、そこを後脛骨筋腱、長趾屈筋腱、長母趾屈筋腱と後脛骨動静脈、脛骨神経が走行している。
- 脛骨神経は、外側足底神経と内側足底神経に分岐するほか、その分岐近傍で内側踵骨神経を出している（図6-1）。これらが骨棘やガングリオンなどによって圧排されることにより、その支配領域に疼痛や感覚障害を生じる。

<診察所見>
- 足根管から足底にかけて疼痛や感覚障害を来し、足根管の傷害部位を叩打すると、しばしば足底に放散痛を生じる。

<神経伝導速度検査>[8]
- Nerve conduction studies（NCS）では伝導速度が低下している症例が多い一方で、低下していない症例もあり、その有用性は確立されていない[8]。

<画像診断>
- 超音波検査：
- 足根管を走行する腱や神経を描出することが可能で、滑膜炎やガングリオンが存在する症例では、これも描出することができる（図6-2-a、b）[9]。

 治療方針

- まずはNSAIDsの内服や装具などを用いて靴による足根管への圧力を軽減させるといった保存治療を行う[8]。
- 足根管内のガングリオンによる症状であれば、その穿刺・吸引処置も有用であるが、その際は必ず超音波ガイド下で行う（図6-3）。
- 足根管は浅層に脛骨神経や後脛骨動静脈が存在し、ブラインドでの穿刺はこれらを損傷するリスクがかなり高いため、超音波ガイド下にこれらをよけて穿刺する必要がある。
- また神経と血管のかなり狭い間隙から交差法で穿刺しなければならない場合も多々あるため、穿刺するポイントのプレスキャンを行ってから穿刺したほうが安全である（図6-4）。
- 保存治療に反応せず症状が持続する場合には、屈筋支帯の切離など手術治療も検討する[8]。

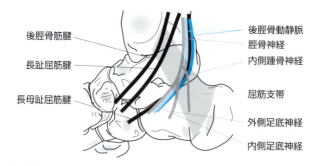

図6-1 足根管，解剖図
　足根管内には、後脛骨筋腱、長趾屈筋腱、長母趾屈筋腱と後脛骨動静脈、脛骨神経が走行している。
　脛骨神経は、外側足底神経と内側足底神経に分岐するほか、その分岐近傍で内側踵骨神経を出している。

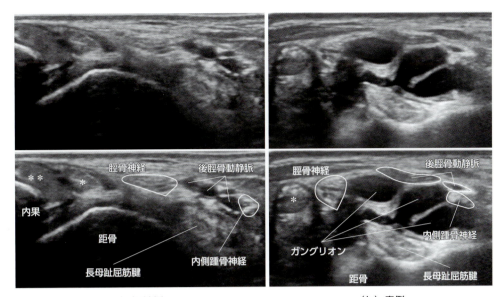

図 6-2 足根管ガングリオンの超音波画像
＊：長趾屈筋腱，＊＊：後脛骨筋腱
ガングリオンによって後脛骨動静脈や脛骨神経が圧排されている．

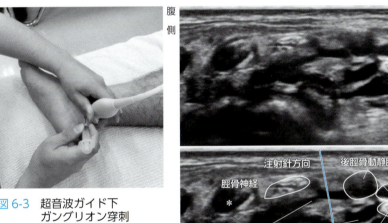

図 6-3 超音波ガイド下ガングリオン穿刺
＊：長趾屈筋腱
ガングリオンを穿刺・吸引したことにより，後脛骨動静脈への圧迫が解除され円形の内腔が確認できるようになった．

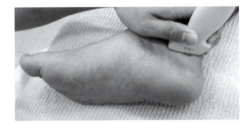

図 6-4 穿刺ポイントのプレスキャン
実際に穿刺する前に，穿刺するポイントのプレスキャンを行って穿刺部直下に神経・血管がないことを確認しておく．

（笹原　潤）

7 足根洞症候群

疾患の概要

＜病態＞
- 足根洞とは、足関節外側で距骨と踵骨に囲まれた領域（図 7-1）のことで、同部位に痛みを生じる病態を足根洞症候群と呼ぶ[10]が、その詳細な病態は分かっていない。しばしば後足部の不安定感を伴って足関節捻挫を繰り返し、前距腓靱帯損傷や距骨下関節不安定症が合併している[11]。

＜診察所見・画像診断＞
- 一般的に身体所見とプロカインテスト（病変部位に局所麻酔薬を注射し、疼痛の消失がみられた場合に陽性と判断する）により行われる[10]。
- その詳細な病態は分かっておらず明確な画像診断基準はない。足関節捻挫を繰り返すことが多いため、しばしば前距腓靱帯損傷や踵腓靱帯損傷、距骨下関節の水腫や滑膜炎所見が超音波検査やMRIで確認できる（図 7-2、3）[11]。

治療方針

- 足関節周囲や体幹の筋力訓練やストレッチ、バランストレーニングといったリハビリテーションが治療の主体である。
- そのほか足根洞へのステロイド注射も有効であると報告されている。距骨下関節の水腫や滑膜炎所見がある場合は、超音波ガイド下の距骨下関節穿刺・ステロイド注射も有用である（図 7-4）。
- 保存治療に反応せず症状が持続する場合には、その症状に応じた手術治療も検討する[12]。

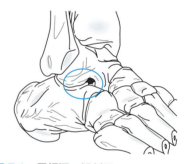

図 7-1 足根洞，解剖図
足根洞とは，足関節外側で距骨と踵骨に囲まれた領域のことである．

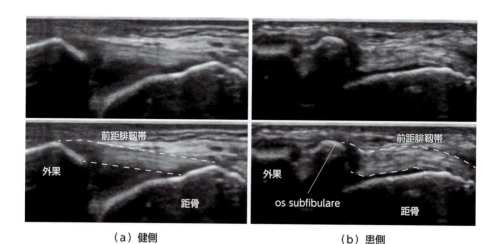

(a) 健側　　　(b) 患側

図 7-2 前距腓靱帯損傷（陳旧性）の超音波画像
患側の前距腓靱帯は弛緩し，腓骨側付着部は os subfibulare となって外果から裂離している．

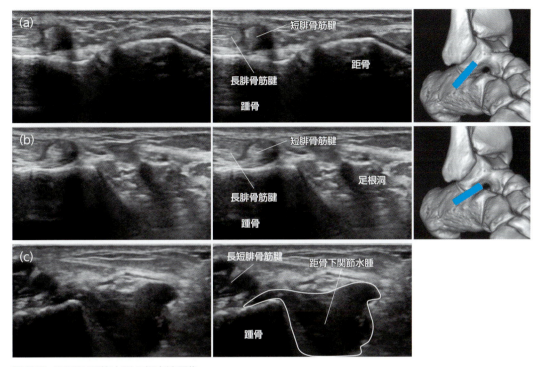

図 7-3 距骨下関節水腫の超音波画像
（a）健側；距骨下関節，（b）健側；距骨下関節前方，（c）患側；距骨下関節前方
距骨下関節を描出（a）したのち，プローブの遠位を軸に近位を尾側へスライドさせて距骨が視野から消えたところ（b）が，距骨下関節水腫を描出しやすいポイントである．

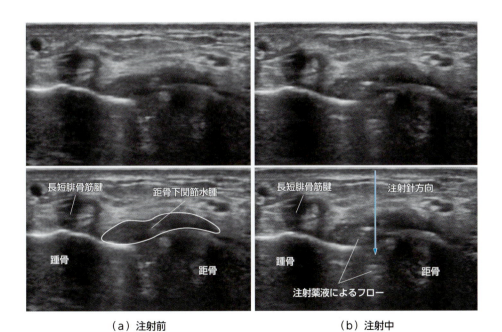

（a）注射前　　　　　　　　　　　　　　　（b）注射中

図 7-4 超音波ガイド下距骨下関節注射
交差法で，プローブの前方から注射を行う．距骨下関節に薬液が注入されると，薬液によるフロー（高エコー像のちらつき）が関節内に確認できる．

文 献

1) Talusan PG, Toy J, Perez JL, et al. Anterior ankle impingement : diagnosis and treatment. J Am Acad Orthop Surg 2014 ; 22 : 333-9.
2) O'Donoghue DH. Impingement exostoses of the talus and tibia. J Bone Joint Surg Am 1957 ; 39 : 835-52.
3) 高尾昌人. 足関節インピンジメント症候群. 高尾昌人編. ここまでできる足の鏡視下手術オリエンテーション. 東京：南山堂；2014. p.45-54.
4) Giannini S, Buda R, Mosca M, et al. Posterior ankle impingement. Foot Ankle Int 2013 ; 34 : 459-65.
5) Sofka CM. Posterior ankle impingement : clarification and confirmation of the pathoanatomy. HSS J 2010 ; 6 : 99-101.
6) Mouhsine E, Crevoisier X, Leyvraz PF, et al. Post-traumatic overload or acute syndrome of the os trigonum : a possible cause of posterior ankle impingement. Knee Surg Sports Traumatol Arthrosc 2004 ; 12 : 250-3.
7) 高尾昌人：足関節インピンジメント症候群. 高尾昌人編. ここまでできる足の鏡視下手術オリエンテーション. 東京：南山堂；2014. p.45-54.
8) Ahmad M, Tsang K, Mackenney PJ, et al. Tarsal tunnel syndrome : A literature review. Foot Ankle Surg 2012 ; 18 : 149-52.
9) Fantino O. Role of ultrasound in posteromedial tarsal tunnel syndrome : 81 cases. J Ultrasound 2014 ; 17 : 99-112.
10) O'Connor D. Sinus tarsi syndrome : a clinical entity. J Bone Joint Surg Am. 1958 ; 66 : 720.
11) Klein MA, Spreitzer AM. MR imaging of the tarsal sinus and canal : normal anatomy, pathologic findings, and features of the sinus tarsi syndrome. Radiology 1993 ; 186 : 233-40.
12) Lee KB, Bai LB, Song EK, et al. Subtalar arthroscopy for sinus Tarsi syndrome : arthroscopic findings and clinical outcomes of 33 consecutive cases. Arthroscopy 2008 ; 24 : 1130-4.

〈笹原　潤〉

第IV章
治療編

A. 体　幹

1　頭頸部

1　星状神経節ブロック

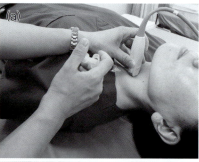

図 1-A-1　星状神経節ブロックの体位
（a）マイクロコンベクスプローブを使用する方法
（b）マイクロコンベクスプローブを使用する方法で動脈が避けにくい場合

手技のコツとポイント

＜A. マイクロコンベクスプローブを使用する方法＞

① 準備：マイクロコンベクスプローブ、25 G 25 mm の注射針

② 体位：仰臥位。頭は真っすぐ天井を見るようにし、頸を過度に後屈しない。必要であれば薄い枕を頭の下に敷く。

③ プローブ走査：
- 輪状軟骨の高さで胸鎖乳突筋の内側縁から、胸鎖乳突筋と総頸動脈を外側に押し広げる（図 1-A-1）。
- プローブを鎖骨に近い尾側から当てると胸鎖乳突筋と総頸動脈を外側に避けやすい。上手く総頸動脈を避けられない場合には、右手の示指で動脈を外側に避けるようにするとよい。
- プローブを頭尾側に移動し、C6 の横突起を同定する。総頸動脈を C6 横突起の外側に避け、甲状腺と総頸動脈の間に十分な穿刺スペースをつくる（図 1-A-2）。

④ 穿刺：
- プローブの外側（総頸動脈側）、内側（甲状腺側）から平行法で穿刺するか、交差法で穿刺する。いずれも頸長筋内を穿刺目標とする。従来のランドマーク法では針先を横突起基部に当てていたが、その必要はなく頸長筋内にあればよい（図 1-A-2）。

⑤ 薬液：血液の逆流のないことを確認し、1％

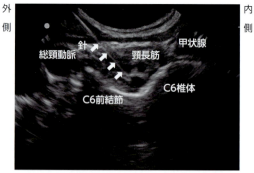

図 1-A-2　マイクロコンベクスプローブを使用する方法
針先は頸長筋内でよく、骨に当てる必要がない。

メピバカイン3〜5 mLをゆっくり注入する。助手が延長チューブを付けて行うのが望ましい。

<B. リニアプローブを使用する方法（1）>
①準備：リニアプローブ、25 G 38 mmの注射針
②体位：穿刺側を上にした側臥位または半側臥位（図1-B-1）
③プローブ走査：
・頸部の短軸像でC6横突起を同定できたら、若干プローブを頭側に移動し、C6の横突起がちょうど視野から外れるようにする。
④穿刺：
・プローブの外側から頸長筋内に向かって針を進める。このときC5神経根、内頸静脈を避けるように針を進める。また横隔神経が同定できればこれも避ける（図1-B-2）。
⑤薬液：血液の逆流のないことを確認し、1％メピバカイン3〜5 mLをゆっくり注入する。

<C. リニアプローブを使用する方法（2）>
①準備：リニアプローブ、25 G 38 mmの注射針
②体位：穿刺側を上にした半側臥位（図1-C-1）
③プローブ走査：
・頸部の短軸像でC8神経根と第1肋骨を同定する。第1肋骨の肋骨頸を描出し、C8神経根と椎骨動脈を確認する（図1-C-2）。星状神経節はC8と椎骨動脈の間に位置する。
④穿刺：
・プローブ外縁の1 cm程度外側から穿刺する。穿刺目標は第1肋骨上でC8の下である。
⑤薬液：血液の逆流のないことを確認し、1％メピバカイン2〜3 mLをゆっくり注入する。薬液が第1肋骨上を内側に広がるのが観察される。

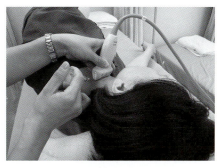

図1-B-1　星状神経節ブロックの体位
リニアプローブを使用する方法（1）

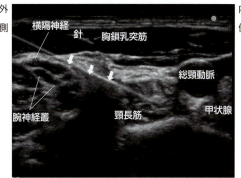

図1-B-2　リニアプローブを使用する方法（1）
穿刺経路の腕神経叢，横隔神経，内頸静脈に注意する．

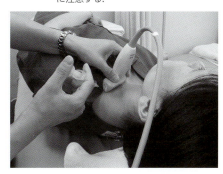

図1-C-1　星状神経節ブロックの体位
リニアプローブを使用する方法（2）

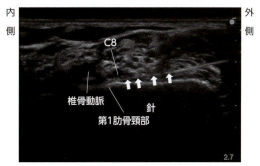

図1-C-2　リニアプローブを使用する方法（2）
針先はC8の下で第1肋骨頸部上

合併症

- 血管内注入
- 椎骨動脈は通常C6/7間から横突孔に入るが[1]、誤って薬液を注入すると、全身の痙攣、意識消失が起こる。
- 必ずカラードプラーを使用したプレスキャンを行い、穿刺経路に血管のないことを確認する。
- 血腫
- 総頚動脈、椎骨動脈、下甲状腺動脈、内頚静脈などの血管および甲状腺の穿刺があり得る。
- くも膜下注入、硬膜外注入
- 針が内側に向かうと経椎間板または経椎間孔で脊柱管内に針先が入ることがある。
- 食道穿刺、椎間板穿刺
- 食道はリング状、椎間板は超音波では黒く抜けて見える。椎体は骨表面が高輝度に見えるので鑑別できる。
- 横隔神経穿刺
- C5/6レベルで前斜角筋を穿刺するアプローチ＜リニアプローブを使用する方法（1）＞では起こり得る。
- 持続的な横隔神経麻痺を生じる可能性があるので、穿刺前に横隔神経の走行を確認することが重要である。

（新堀　博展）

Memo

2 頸部神経根ブロック（C3〜8）

手技のコツとポイント

①準備：リニアプローブ、25 G 38 mm の注射針
②体位：患側を上にした側臥位から半側臥位（図 2-1）
③プローブ走査：
- 輪状軟骨の高さで頸椎の短軸像を描出する。
- プローブを頭尾側に移動させ C7 の横突起には前結節が欠落していることから C7 を同定する（図 2-2）。さらに尾側にプローブを移動すると第 1 肋骨上に C8 神経根を認め、頭側に移動すると横突起前結節と後結節が U 字型に描出され、その中央に円形から楕円形の C6 神経根が認められる（図 2-3）。このようにして C6、7、8 が同定できれば、椎体レベルを誤ることはない。

④穿刺：
- 神経根ブロックは針先をどこに位置させるかで薬液の流れ方、患者の苦痛が大きく異なる。
- 前結節と後結節でつくられる U 字の中央に神経根を描出し、これに針を刺入すれば、強い電撃痛を伴い、従来より透視下に行われてきた神経根ブロックと同じブロックができる。

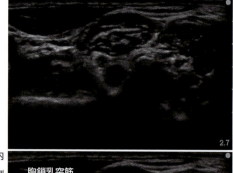
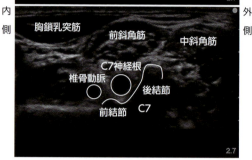

図 2-2 C7 レベルでの頸部軸位像
C7 の前結節は後結節に比べて非常に小さいか、欠落することで同定可能である．

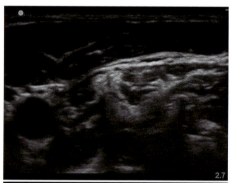
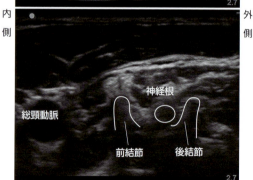

図 2-3 C6 レベルでの頸部軸位像
C3〜6 では横突起の前結節と後結節が U 字型に描出され、その中央に円形から楕円形の神経根が認められる．

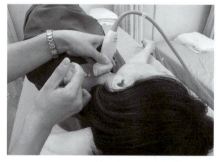

図 2-1 頸部神経根ブロックの体位
患側を上にした側臥位から半側臥位とし、術者は患者の背側に立つ．
針はプローブの背側縁から刺入する．

- 神経根の表層ぎりぎりに針を位置させた場合には、斜角筋内に薬液が注入されることになり、脊柱管内には薬液は入らない。神経周囲から脊柱管内に薬液を注入するためには（経椎間孔硬膜外ブロック）さらに中枢側に針先を進めなければならず推奨しない。
- 神経根を末梢にゆっくり追っていくと、すぐに数個の楕円から円形の構造物に分かれる[2]。これは神経束であり、神経線維を束ねたものである。針先をこの神経束間に刺入できれば放散痛を得ることなく、薬液を神経内（神経上膜内）に注入することができ、薬液は脊柱管内に流れる（図 2-4）。つまり、神経根レベルに到達させることができる。超音波ガイド下に神経根ブロックを行う場合この方法を推奨する。
- 針をプローブの背側縁より刺入し、目的とする神経根の神経束と神経束の間に向かって進める。神経に接するところでいったん針を静止させ、ここからはさらに慎重に針を神経束の間に刺入する（図 2-4）。
- 1％メピバカイン 1 mL とデキサメタゾン 3.3 mg の混合液をゆっくり注入する。
- もしも針の刺入方向と神経束間の隙間の方向が一致していなければ、プローブを腹側（気管側）または背側（棘突起側）に移動させ最適な刺入経路を確保する。

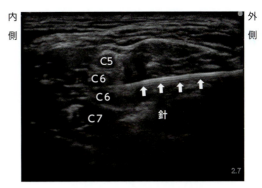

図 2-4　末梢での C6 神経上膜内注入
神経根レベルよりも末梢で神経束間に針を刺入すれば，放散痛なしに神経内に薬液を注入することができる.

（新堀　博展）

合併症

- 椎骨動静脈穿刺、くも膜下注入、硬膜外注入

3 頸椎椎間関節ブロック

- C1/2 椎間関節ブロックに関しては、現時点ではX線透視下に行うのが安全確実である。

手技のコツとポイント

①準備：リニアプローブ、25 G 38 mm の注射針
②体位：患側を上にした側臥位。術者は患者の腹側に立つ (図 3-1)。
③プローブ走査：
- プローブを輪状軟骨の高さで、頸椎の長軸に垂直に当てて、頸部の短軸像を描出する。
- 神経根ブロックと同様にC7とC6の横突起を同定してからプローブを頭側に移動させ、横突起を数えることでC2～7を同定する。
- どのレベルの椎間関節をブロックするかは、関節柱を指で圧迫し、圧痛があった部位を基本とする。あるいはDwyerらの椎間関節造影で得られた放散痛の場所から推測する[3]。
- 目的の椎間関節の高位が同定できたら（例えばC5/6 椎間関節の場合、C5 横突起とC6 横突起の間）プローブを横突起間に位置させたまま背側に移動させ、関節柱を描出する。椎間関節は上関節突起、下関節突起の間の溝として描出される (図 3-2)。
- 椎間関節の同定が困難であれば、関節柱を画面の中央に描出したままプローブを90°回転させ関節柱の長軸像を描出する。関節柱は山と谷のある波状の線として描出される。山の近くのスリットが椎間関節であり、谷の部分を後枝内側枝が通る (図 3-3)。スリットを画面中央にとらえたまま再度プローブを90°回転し椎間関節の位置を確認する。
- 頸椎では上下の関節突起が連なって1本の円柱をつくる。上関節面は後上方を、下関節面は前下方を向く。よってこれらの関節面は後

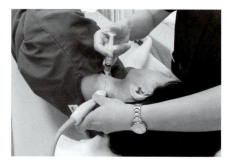

図 3-1 頸椎椎間関節ブロックの体位
患側を上にした側臥位とし、術者は患者の腹側に立つ.
針はプローブの腹側縁から刺入する.

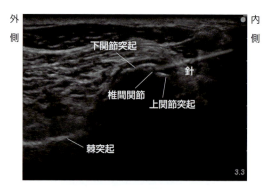

図 3-2 頸部軸位断での椎間関節
椎間関節は上関節突起、下関節突起の間の溝として描出される.

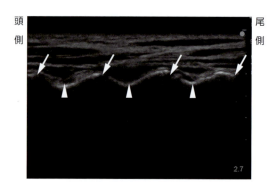

図 3-3 関節柱の長軸像
山の頂上近くのスリットが椎間関節 (→).
谷 (▷) を後枝内側枝が通る.

方から見ると外側下方に傾き、側方から見ると後下方に傾く。傾きは下位になるほど垂直に近くなり、上位になるほど緩やかになり、水平に近づく[4]。このことを理解してプローブを操作する。

④穿刺：
- 25 G 38 mm の注射針をプローブの腹側縁（気管側）から平行法で刺入し、椎間関節に向けて進める。針先が椎間関節に入るときに独特の感触が得られる（図 3-2）。

⑤薬液：血液の逆流のないことを確認し、1％メピバカインとステロイド剤の混合液（1 椎間関節あたり 1 mL となるように準備する。2 椎間行うなら 1％メピバカイン 1.5 mL ＋デキサメタゾン 3.3 mg の全量 2 mL）を 1 mL 注入する。

- 痛みの原因が当該椎間関節にある場合には、多くの場合、薬液注入時に痛みの部位に一致した放散痛が得られる。

合併症

- 硬膜外ブロック、脊髄くも膜下ブロック
- 血管穿刺、神経根穿刺
- 穿刺目標を遠くに置いて、気管側から穿刺すると、腕神経叢や大血管を穿刺する危険がある。プレスキャンでこれらの位置を把握してから穿刺する。

（新堀　博展）

4 頸神経後枝内側枝ブロック

手技のコツとポイント

<A．C3以下（第3後頭神経を除く）の
  後枝内側枝ブロック>

① 準備：リニアプローブ、25 G 38 mm の注射針
② 体位：患側を上にした側臥位から若干腹臥位に傾ける（図 4-A-1）。
③ プローブ走査：
- 頸部の短軸像を描出する。このとき、横突起の後結節と関節柱が明瞭に描出されるようにプローブを調節する。
- 目的の椎体高位は神経根ブロック同様、C7 と C6 を同定して頭側に移動することにより行う。
- 目的とする後枝内側枝は同じレベルの椎体（C5 の後枝内側枝ならば C5 椎体）における関節柱のくびれ（上下の椎間関節の間）を通る[5]ので、この部位が穿刺目標となる。この目標部位は超音波画像上、関節柱の山が低くなったところであり、横突起の後結節が描出されるレベルとほぼ一致する（図 4-A-2）。逆に関節柱の山が最も高くなった部位は椎間関節である（3．頸椎椎間関節ブロック図 3-2 参照）。

④ 穿刺：
- 穿刺目標が同定できたならプローブの背側縁から 25 G 38 mm の注射針を目標（関節柱のくびれ）に向けて穿刺し、関節柱に当たるまで進める。

⑤ 薬液：骨に当たったら血液の逆流のないことを確認し、1％メピバカイン 0.5～1.0 mL をゆっくり注入する。

- C3/4～6/7 の椎間関節は、後枝内側枝の分枝

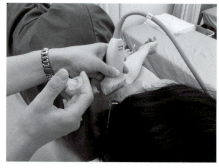

図 4-A-1 頸神経後枝内側枝ブロックの体位
体位は患側を上にした側臥位から若干腹臥位に近くする．
針はプローブの背側縁から刺入する．

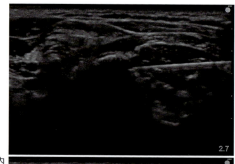
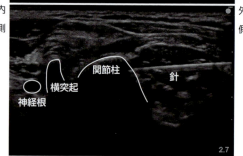

図 4-A-2 椎間関節のくびれ
椎間関節のくびれは上下の椎間関節間にあり，横突起のみえるレベルにほぼ一致する．

である深内側枝から枝分かれした関節枝によって上下方から二重に支配されているので、該当する上下の後枝内側枝をブロックする。

- 局所麻酔薬による効果が認められたなら、高周波熱凝固法による神経破壊を検討する。

<B. 第3後頭神経ブロック>

①プローブ走査：
- 第3後頭神経はC3後枝の主枝であり、C2/3椎間関節を支配する。第3後頭神経をブロックするには、まずC2/3椎間関節を同定する。
- C3以下のブロックと同様に頸部の軸位像を描出する。関節柱を頭側に描出していくとC2/3より頭側で骨性の高輝度に描出される関節柱が消失し、代わりに筋肉（下頭斜筋）が描出されることでC2/3椎間関節は同定できる。分かりにくければ関節柱を画面中央に描出したまま、プローブを90°回転し関節柱の長軸像を描出すると同定が容易である（図4-B-1）。

②穿刺：
- 第3後頭神経は、C2/3椎間関節を横切るので、C2/3椎間関節上を穿刺目標とする[6]。
- プローブの背側縁より針をC2/3椎間関節の頂点に向けて穿刺する。

③薬液：骨に当たったところで血液の逆流のないことを確認し、1％メピバカイン0.5～1.0 mL注入する（図4-B-2）。

合併症

- 椎骨動脈穿刺、硬膜外注入、くも膜下注入
- いずれも穿刺目標が正確に描出され、針が画面上にきちんと描出されていれば防げる。
- プレスキャンを行い、ドプラーで血管を確認することと、慣れないうちはX線透視を併用することを勧める。

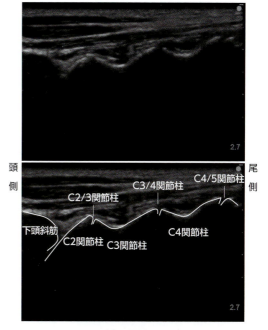

図 4-B-1 C2/3椎間関節レベルの関節柱長軸像
C2/3より頭側では関節柱を表す骨性の高輝度のラインは深く沈み，代わりに下頭斜筋が描出されることでC2/3椎間関節が同定できる．

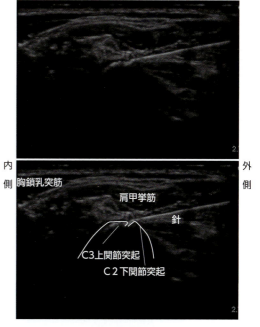

図 4-B-2 第3後頭神経穿刺目標
C2/3椎間関節上を穿刺目標とする．

（新堀　博展）

5 腕神経叢ブロック 斜角筋間アプローチ

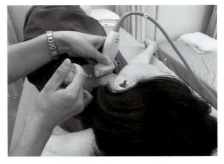

図 5-1 腕神経叢ブロックの体位
患側を上にした側臥位から半側臥位とし、術者は患者の背側に立つ。針はプローブの背側縁から刺入する。

手技のコツとポイント

①準備：リニアプローブ、25 G 38 mm の注射針
②体位：患側を上にした側臥位から半側臥位。術者は患者の背側に立つ（図 5-1）。
③プローブ走査：
- 輪状軟骨の高さで頸椎の短軸像を描出する。この位置は通常 C6 または C7 レベルである。
- C5～7 の腕神経叢が前斜角筋と中斜角筋に挟まれて描出される。腕神経叢が縦に並ぶようにプローブを腹側や背側に動かす（図 5-2）。
- 腕神経叢がうまく描出できない場合は、一度鎖骨上までプローブを移動し、鎖骨下動脈を描出する。プローブをやや尾側に向けると鎖骨下動脈が正円に描出される。このとき、鎖骨下動脈の外側に腕神経叢が蜂の巣状に描出される（図 5-3）。腕神経叢を画面中央にとらえてゆっくり頭側に平行移動させると、図 5-2 のようにきれいに腕神経叢が描出される。

④穿刺：
- 針を C5/6 間または C6/7 間を目標に穿刺する。図 5-1 のように腕神経叢を縦に描出したのは、針の角度と腕神経叢の並びが直角に近いと神経と神経の間に針を刺入しやすいからである。針はプローブの背側縁から刺入する。

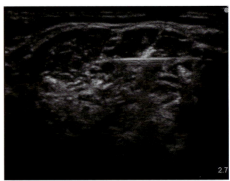

図 5-2 C6～7 間での穿刺
腕神経叢を縦に描出すると針の軌跡と直交するため、神経間に刺入しやすい。

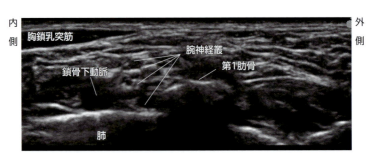

図 5-3 鎖骨上での腕神経叢
正円に描出された鎖骨下動脈の外側に腕神経叢が蜂の巣状に描出される。

- あらかじめ穿刺目標までの距離、角度を考え、ある程度までは画面を見ずに、手元だけを見て穿刺する。なぜなら針を上手に描出できない原因の一つに、最初から画面だけを見ていることが挙げられるからである。
⑤薬液：目標とする神経間に 0.5〜1.0％メピバカイン 5〜10 mL をゆっくり注入する。
- C5 と C6 の神経の間は末梢で刺入すると針が上神経幹内に入り、C5、6 の選択的神経根ブロックとなることがある（図 5-4）。意図的に行うこともでき、C5 または C6 の神経根症状には有用である。C5 と C6 が合流し、上神経幹を形成する直前が上神経幹ブロックを行うターゲットとなる。このブロックは神経上膜内に薬液を注入することになり、薬液は神経根の中枢に浸潤するため、選択的神経根ブロックに近い効果が得られる。この場合、1％メピバカイン 2〜3 mL 程度で十分な効果が得られる。

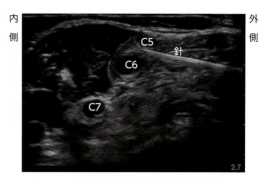

図 5-4　上神経幹ブロック
C5 と C6 の合流する直前の部位に針を刺入すると上神経幹に薬液が注入される．

合併症

- 気胸
- 鎖骨の近くから穿刺すると、極浅い深度で肺に針が到達する。防止するには、角度をつけて穿刺しない、針が見えないところで針を進めないなど基本を守る。
- 血管穿刺
- 頸横動脈の分岐する部位によっては、この動脈が腕神経叢を貫いて走行し[7]、C6 と C7 の間で円形、低エコー性に見えることがある。カラードプラーでプレスキャンする。
- 横隔神経麻痺
- 従来の斜角筋間アプローチでは高率に横隔神経麻痺を合併することが報告されている[8]。
- 横隔神経は前斜角筋の前面を走行しているので、超音波ガイド下に神経間に薬液を注入し、前斜角筋側に薬液が広がらなければ頻度は高くないと考える。

文献

1) Hong JT. Anatomical variations of the vertebral artery segment in the lower cervical spine：analysis by three-dimensional computed tomography angiography. Spine 2008；33：2422-6.
2) Bonnel F. Microscopic anatomy of the adult human brachial plexus：an anatomical and histological basis for microsurgery. Microsurgery 1984；5：107-17.
3) Dwyer A, Aprill C, Bogduk N. Cervical zygapophyseal joint pain patterns 1：a study in normal volunteers. Spine（Phila Pa 1976）1990；15：453-7.
4) Pal GP, Routal RV, Saggu SK. The orientation of the articular facets of the zygapophyseal joints at the cervical and upper thoracic region. J Anat 2001；198：431-41.
5) Bogduk N. The clinical anatomy of the cervical dorsal rami. Spine 1982；7：319-30.
6) Eichenberger U, Greher M, Kapral S, et al. Sonographic visualization and ultrasound-guided block of the third occipital nerve. Anesthesiology 2006；104：303-8.
7) 佐藤達男, 坂本裕和. 頭頸部外科に必要な局所解剖（4）頭部の動脈（1）. 耳鼻咽喉科・頭頸部外科 1993；65：401-7.
8) Urmey WF, Talts KH, Sharrock NE. One hundred percent incidence of hemidiaphragmatic paresis associated with interscalen brachial plexus anesthesia as diagnosed by ultrasonography. Anesth Analg 1991；72：498-503.

（新堀　博展）

A. 体 幹

2 腰仙骨部

1 腰椎椎間関節ブロック

 手技のコツとポイント

①準備：コンベクスプローブ、24Gカテラン針
②体位：腹臥位。術者は患側、対面に超音波機器を置く。
③プローブ走査：
- 棘突起にそって長軸方向に操作し、仙骨から順に数え、目的とする椎体を同定する（図1-1、2）。
- プローブを短軸方向に回転させ、棘突起、関節突起、横突起を描出する（図1-3、4）。
- 関節突起をよく観察し、椎間関節裂隙が"ギャップ"として描出されるのを確認する（図1-5）。

図1-2 長軸像の椎間関節

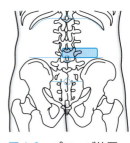
図1-3 プローブ位置

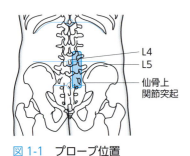
図1-1 プローブ位置

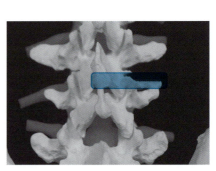
図1-4 プローブ位置

④穿刺：
- 外側から平行法で穿刺する。
- 急な角度で穿刺しないと下関節突起（内側）の関節面に当たり、針は関節内に進まない。角度がつくと針の描出は難しくなるが、針先を見失わないように慎重に進め"ギャップ"の間を通過することを確認する。

⑤薬液：局所麻酔薬とステロイドの混合液を 0.5〜1 mL 注入する。

合併症

- 感染、出血、くも膜下ブロック、硬膜外ブロック、神経根損傷

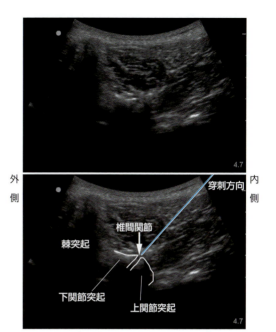

図 1-5　椎間関節ブロックの超音波画像

（深澤　圭太）

2 腰神経後枝内側枝ブロック

 手技のコツとポイント

①準備：コンベクスプローブ、25 G カテラン針
②超音波解剖：
- 脊髄神経後枝は脊髄神経が椎間孔を出たところでほぼ直角に分岐し、背側へ向かいさらに内側枝、中間枝、外側枝に分岐する。内側枝は下位横突起の上縁、乳様突起と副突起間の溝を走行し（図 2-1）、上下に 2 本の関節枝を分岐し 1 本は上行し下方より椎間関節を取り囲むように分布する。また、もう一つの枝はさらに 1 椎体下の椎間関節に分布する（図 2-2）。
- つまり、一つの椎間関節の痛みを取るためには 2 本の後枝内側枝のブロックが必要となる。例えば第 4、5 椎間関節性疼痛に対しては第 3、4 腰椎後枝内側枝のブロックを行う。
③体位：腹臥位。術者は患側、対面に超音波機器を置く。

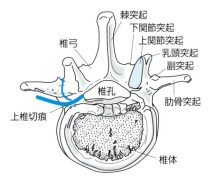

図 2-1　第 3 腰椎，上面，解剖図

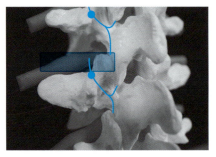

図 2-2　図 2-5 のプローブ位置
後枝内側枝は横突起基部から上下肢の椎間関節に分布する.
：穿刺目標

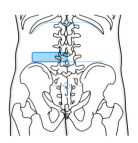

図 2-3　プローブ位置（横突起レベル）

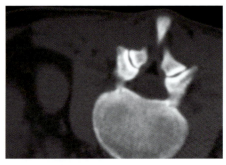

図 2-4　腰椎 CT 画像
（横突起のないレベル）

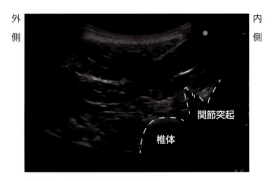

図 2-5　腰椎の超音波画像
（横突起のないレベル）

④プローブ走査：
- 棘突起にそって長軸方向に操作し、仙骨から順に数え、目的とする椎体を同定する（1. 腰椎椎間関節ブロック図 1-2 参照）。
- プローブを短軸方向に回転させ、棘突起、関節突起、横突起を描出する（図 2-3）。
- 刺入目標は関節突起と横突起の境目で横突起の頭側端に近い部位となる（図 2-2 の青丸）。プローブを頭側に平行移動すると、横突起が消え、関節突起と椎体のみが観察される（図 2-2、4、5）。
- そこからプローブを尾側に平行移動させ横突起が観察できるギリギリのところでプローブを固定する（図 2-6〜8）。

⑤穿刺・薬液：
- 外側から平行法で穿刺する（図 8）。
- 薬液は局所麻酔薬とステロイドの混合液を 0.5〜1 mL 注入する。診断目的の場合には薬液は 0.5 mL 程度にとどめておいたほうがよい。
- 高周波熱凝固を行う場合には、神経刺激を行い放散痛を確認したうえで 2％キシロカインを 0.5〜2 mL 注入後、90℃で 180 秒間、関節突起の内外側それぞれ 2 か所程度行う。

合併症

- 感染、出血
- くも膜下ブロック、硬膜外ブロック、脊髄損傷、神経根損傷
- 傍脊柱筋の筋力低下

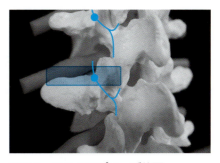

図 2-6　図 2-8 のプローブ位置

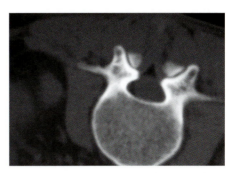

図 2-7　腰椎の CT 画像（横突起レベル）

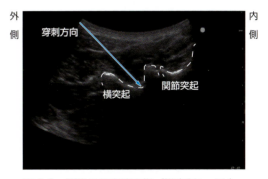

図 2-8　腰椎の超音波画像（横突起レベル）

（深澤　圭太）

3 仙腸関節ブロック

手技のコツとポイント

①準備：リニアプローブまたはコンベクスプローブ、25Gカテラン針

②超音波解剖：
- 仙腸関節は体幹の荷重を受け止めるが、関節面は荷重方向に平行に近いため、非常に負担がかかりやすい関節である。仙骨と腸骨が互いの耳状面で接し、前仙腸靱帯、骨間仙腸靱帯、後仙腸靱帯で強固に覆われ固定される（図3-1、2）。

③体位：伏臥位。術者は健側、対面に超音波機器を置く。

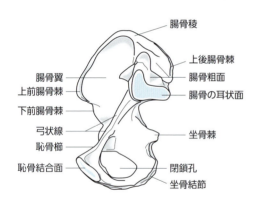

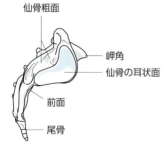

図3-1 寛骨と仙骨，解剖図

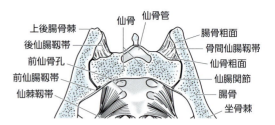

図3-2 仙腸関節，解剖図

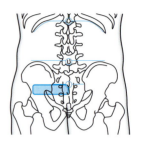

図3-3 プローブ位置

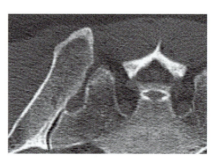

図3-4 S1後仙骨孔レベル

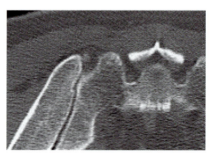

図3-5 S2後仙骨孔レベル

④プローブ走査：
- 仙骨後面と腸骨稜を観察する。その位置から腸骨稜を追いながら、プローブを尾側に平行移動していく。
- 穿刺部位は仙腸関節の尾側端に近い(図3-3)。それより頭側では関節面が深い位置になり、体表からプローブを当てても関節面が腸骨の下になり観察できない(図3-4、5)。
- S2後仙骨孔が観察される部位より少し尾側の外側、仙骨側が少し窪んだ形となっているその外側端あたりに関節裂隙が"ギャップ"として観察される(図3-6、7)。腸骨側の骨表面がうまく描出できるように留意する。
- プローブは観察される関節面の体表からの深さにより選択する。穿刺部位では関節面は体表近くに観察できるため、リニアプローブを用いて施行できるが、体格の大きな患者の場合はコンベクスプローブを選択する。

⑤穿刺：
- 針が尾側に進み、大坐骨孔内に入ると、梨状筋ブロックや坐骨神経ブロックになる可能性がある。プローブはやや外側が頭側に向くように回転させ、針がやや頭側の方向に進むように、内側から平行法で穿刺する(図3-8)。
- ある程度深く角度をつけなければ、腸骨側(外側)の関節面にすぐに当たってしまい、針は関節内に進まない。角度がつくため針の描出は難しくなるが、針先を見失わないように慎重にすすめ"ギャップ"の間を通過することを確認する。

⑥薬液：局所麻酔薬とステロイドの混合液を2〜5 mL注入する。

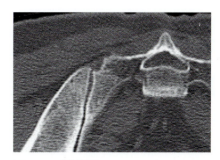

図3-6　穿刺部位

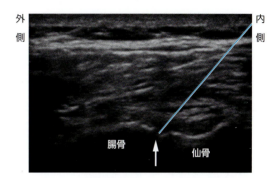

図3-7　仙腸関節ブロックの超音波画像
⇨：関節裂隙

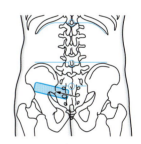

図3-8　プローブ位置
⇨：関節裂隙

（深澤　圭太）

 合併症

- 感染、出血
- 坐骨神経ブロックによる筋力低下

4 仙骨神経根ブロック（経仙骨孔ブロック）

- 腰痛、仙骨神経根領域の痛みに対して行う。
- 仙骨は5つの仙椎が癒合したものなので、上下の棘突起の間の高さに後仙骨孔、すなわち神経根ブロックの針を刺入する孔がある（図4-1）。超音波装置で観察するときは、「S1、S2と腸骨の関係」、「S4と仙骨裂孔の関係」をイメージしながらプローブを操作する。
- S1からS4神経根は仙骨内を走行し、前枝と後枝に分かれてそれぞれ前仙骨孔と後仙骨孔を通って仙骨外に出る。S5神経根は仙骨下端の左右から仙骨外へ出る。

 手技のコツとポイント

①準備：コンベクスプローブ、22〜24G 50〜70 mmのブロック針
②体位：腹臥位
③プローブ走査：
- 長軸像
- 腰仙骨部で操作し、正中部の長軸像（頭尾側）で仙骨上端を同定する。L5/S1硬膜外腔の尾側で音響陰影がなだらかに連続するのが仙骨で、その上端である（図4-2-a）。
- 正中から1〜2 cm外側で長軸像を描出し、仙骨上端から尾側で骨の連続が途切れる部位が第1後仙骨孔である。仙骨が尾側に向かい盛り上がる途中に見られることが多い。同一平面上に第2後仙骨孔も確認できる（図4-2-b）。
- 後仙骨孔の深部には、超音波ビームが通った孔の奥が高輝度に映る。
- 短軸像
- 仙骨正中部上端の突起（S1棘突起）とブロック側の腸骨の大きな張り出しを超音波画像で確認する。わずかに尾側でS1棘突起が消えた外側に、第1後仙骨孔を確認できる（図4-3-a）。
- さらにわずかにプローブを尾側へスライドさせ、正中部でS2棘突起と外側に小さな腸骨

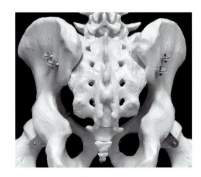

図4-1 腰仙部後面
仙骨内部に仙骨神経根が存在する．仙骨はS1からS2にかけて後彎している．腸骨はS1とS2の外側にあり、S3外側には腸骨下端が付着するのみである．S4内側には仙骨裂孔がある．

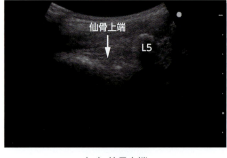

（a）仙骨上端

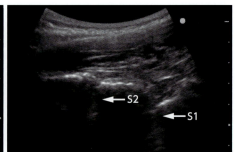

（b）S1およびS2後仙骨孔

図4-2 長軸像
（a）L5/S1硬膜外腔の尾側で音響陰影がなだらかに連続する仙骨を確認する．
（b）正中からやや外側で骨の連続性が途切れるS1, S2後仙骨孔を確認できる．

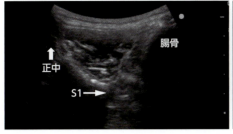

(a) S1 仙骨孔　　　　　　　　　　　　　（b）S2 仙骨孔

図 4-3　短軸像
(a) ブロック側の腸骨の大きな張り出しと，S1 棘突起が消えた外側に S1 後仙骨孔を確認できる．
(b) S2 棘突起と外側に小さな腸骨の張り出しを観察し，そのわずかに尾側で S2 棘突起が消えた外側で，S2 後仙骨孔を確認できる．

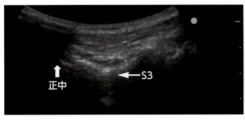

(a) S3 仙骨孔　　　　　　　　　　　　　（b）S4 仙骨孔

図 4-4　短軸像
(a) 腸骨は平坦になり，S3 後仙骨孔は平坦な骨の連続の中で観察される．
(b) S4 の正中側では仙骨角（＊）が観察される．
　　仙骨角（＊）：仙骨角外側に S4 後仙骨孔を認める．

の張り出しを観察する。さらにそのわずかに尾側で S2 棘突起が消えた外側で、幅 1 cm 程度骨の連続が途切れる部位が第 2 後仙骨孔である（図 4-3-b）。

- S2 のわずかに尾側で S3 棘突起と外側にほぼ同じ高さで水平な骨表面のライン上で、幅 5 mm 程度骨の連続が途切れる部位が第 3 後仙骨孔である（図 4-4-a）。
- S3 のわずかに尾側で仙骨裂孔を観察する。その外側で、幅 5 mm 程度骨の連続が途切れる部位が第 4 後仙骨孔である（図 4-4-b）。

④穿刺
- S1 と S2 の神経根は長軸像で平行法により頭側から穿刺する（図 4-5）。
- 図 4-2-b のように描出し、目的とする後仙骨孔を画面の頭側 1/3 程度の位置とする。
- 頭側から穿刺し、針を仙骨孔上端から内部に

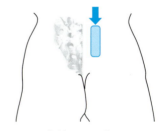

図 4-5　穿刺イメージ
超音波プローブ（青枠）の頭側から平行法で穿刺する（→）．

滑らせるように進める。
- S3、S4 後仙骨孔は仙骨面にほぼ垂直なので、交差法のほうが針を進めやすい可能性がある。
- 後仙骨孔から数 cm 進めたところで仙骨神経根へ到達し、放散痛を得る。
- 神経刺激装置を併用すると、患部への放散痛や筋収縮を確認できる。

A．体幹

⑤薬液：0.375〜0.75％ロピバカインまたは1〜2％リドカインかメピバカインを1〜3 mL。症状に応じてデキサメサゾン1.65〜3.3 mg（0.5〜1 mL）を混合する。投与した薬液は、仙骨内で神経根にそって広がるため、超音波画像で確認することはできない。

合併症

- 下肢脱力など神経症状の悪化、血腫、感染、腸管穿刺
- 腸管穿刺を避けるために、超音波画像で仙骨後面までの距離、針が仙骨孔周囲の骨に当たった際の針の深さなどを参考に、深く穿刺しすぎないよう注意する。

（熊谷　道雄、中本　達夫）

コラム　X線透視が有用なブロック —その2：仙骨神経根ブロック—

＜X線透視下仙骨神経根ブロック＞

　患者を腹臥位として、術者は患側に立つ。X線管球を頭側に傾けL5/Sの終板を直線とする。左右を比較しながら後仙骨孔を同定する。腸管内ガスが多量で後仙骨孔を同定しづらい症例では、"腸蠕動で動く"腸管ガス、"動かず左右対称"の後仙骨孔を意識して観察する。同定した後仙骨孔の頭側かつ外側の位置（S1では約10 mmずつ、S2〜4では約5 mmずつ頭側外側）から刺入し、後仙骨孔頭側外側縁に当てる。皮膚から後仙骨孔までの深さを把握することによって針を不用意に深く刺入することを防ぐことができる。そこから穿刺針をやや尾側かつ内側に後仙骨孔内へ進めると、約1 cmで放散痛が得られることが多い。2 cm以上針を進めても放散痛が得られない場合は、それ以上針を進めず針先の位置を変更する。放散痛が得られたら非イオン性脊髄用造影剤を1 mL程度注入し、神経根造影を確認する（図1）。その後局所麻酔薬と水溶性ステロイド剤（通常は1〜2％メピバカイン1〜2 mL＋デキサメタゾン4 mg）を注入する。

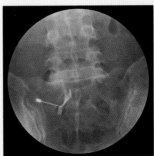 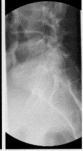

(A) 正面像　　　　　(B) 側面像

図1　仙骨神経根ブロック造影像（左S1）
paraneural patternの造影像

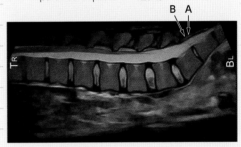

図2　腰仙椎MRI矢状断
仙骨は後弯しているためS1後仙骨孔の同定では，皮膚に垂直にビームを当てる（A）より頭側に傾け（B），皮膚に密着させる．

＜超音波装置を用いるコツ＞

　仙骨の後弯によりS1付近の仙骨後面ではプローブを頭側に少し傾け、S1後仙骨孔を見つける（図2）。S2、3、4付近の仙骨後面は直上の皮膚とほぼ平行であるので傾ける必要はない。後仙骨孔はやや頭側外側に向かって開口しているため、頭側外側より平行法で23 Gカテラン針で穿刺する。
　後仙骨孔同定には視野の大きいコンベックスプローブが有用だが、穿刺では邪魔になることがある。そのときは、穿刺の際マイクロコンベックスプローブを用いるとよい。またプローブは長軸短軸にこだわらず回転させ、穿刺しやすい位置を探すとよい。

＜X線透視下 vs. 超音波ガイド下＞

　超音波画像で後仙骨孔を同定するのは難しく、熟練した術者が施行することが望ましい。超音波ガイド下神経根ブロックにおいても、X線造影も併用して目標神経根が確実に造影されていることを確認するのもよい。

（千葉　知史）

5 梨状筋ブロック（坐骨神経ブロック傍仙骨アプローチ）

- 臨床的に非常によく見られる症状に坐骨神経痛がある。腰殿部から下肢への症状があると間違いなく鑑別診断に挙がる坐骨神経の原因としては、その走行の長さからさまざまな部位で起こり得る。神経根性の坐骨神経痛でさえ、必ずしも責任病変に一致した症状が出るとは限らず、坐骨神経はその構成成分である、総腓骨神経を主とした脛骨神経をも含む梨状筋との関係で走行の破格が存在し、これらは梨状筋症候群の原因となり得る。
- 坐骨神経痛の部位診断や治療として梨状筋ブロックは臨床的に有用である。

手技のコツとポイント

①準備：コンベクスプローブ、22～23Gブロック針（50～100 mm）
②体位：腹臥位または患側を上にした側臥位
③プローブ走査：
- 腸骨稜のすぐ尾側で仙腸関節レベルにプローブを体軸に垂直に当てる（図5-1～3）。
- 殿筋群の奥に腸骨表面の高エコー性の線状構造が確認できる（図5-3）。
- プローブを尾側へスライドさせると、大坐骨

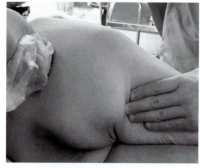

図5-1　患者体位とプローブ走査位置
患者を側臥位にし，コンベクスプローブで仙腸関節～大坐骨孔上縁へ走査

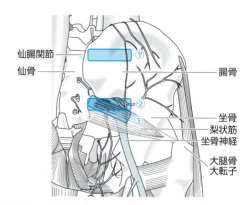

図5-2　梨状筋ブロック・傍仙骨坐骨神経ブロックに必要な局所解剖とプローブ位置
①仙腸関節レベル，②大坐骨孔上縁レベル，③梨状筋長軸レベル（穿刺時の位置）

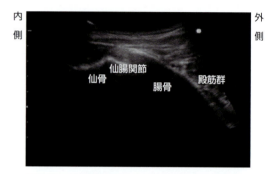

図5-3　仙腸関節レベルでの超音波走査画像

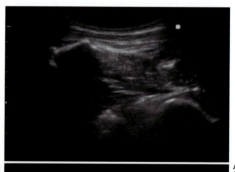

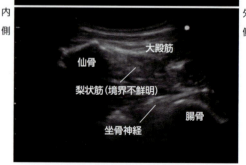

図5-4　大坐骨孔上縁レベルでの超音波走査画像

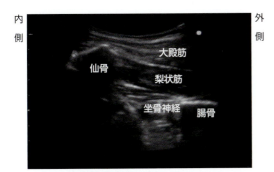

図 5-5　梨状筋長軸レベルでの超音波走査画像

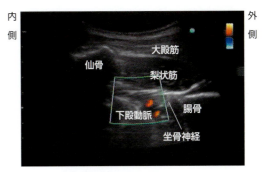

図 5-6　梨状筋長軸レベルでの超音波走査画像
坐骨神経の内腹側には下殿動脈などの脈管の走行が多いため事前にドプラーでの確認が必要

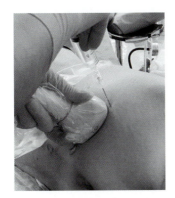

図 5-7　ブロック時のプローブ位置と穿刺イメージ
プローブを梨状筋長軸に合わせ、プローブ外側から坐骨内縁を目標にブロック針を穿刺する。

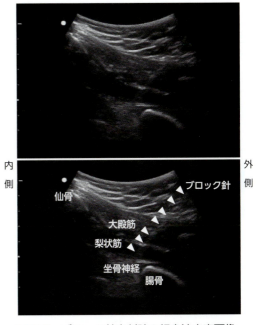

図 5-8　ブロック針穿刺時の超音波走査画像
▷：穿刺経路

孔レベル、腸骨表面から骨盤内構造の描出になる（図5-2、4）。

- 画面外側に坐骨・内側に仙骨外縁が音響陰影を伴う高エコー性の構造として確認できる。
- 簡易法として、殿裂の上縁から外側8 cmの所にプローブを当てると同様の像が得られる。
- プローブ外側を大腿骨大転子の方向へ回転させ、梨状筋の走行に合わせると、大殿筋の下にやや低エコー性に描出される梨状筋が確認できる（図5-2、5）。
- さらに、梨状筋の腹側筋膜の奥で、坐骨のすぐ内側に高エコー性に描出される坐骨神経とカラードプラーを用いて周囲の動脈（下殿動脈など）の走行について確認する（図5-6）。
- 梨状筋の筋膜の境界が分かりにくいときには、股関節の内外旋によって梨状筋が長軸方向にスライドすることを確認するとよい。

④穿刺：
- 梨状筋の同定を行ったら、プローブ外側からブロック針を穿刺し、梨状筋内へ針を進める（図5-7）。
- 坐骨神経ブロックを実施する際には、坐骨内側を目標に針先を梨状筋腹側筋膜を越えたところまで進める（図5-8）。
- 針先の描出が不鮮明な際には、針の動きによ

る筋構造の歪みや少量（＜1 mL）の薬液注入による低エコー性領域の広がりで確認する．
- 針先が梨状筋内（坐骨神経ブロック時には梨状筋腹側筋膜を越えたところ）にあることを確認のうえ、薬液の広がりを確認する（図5-9）。
⑤薬液：低濃度の局所麻酔薬（必要に応じてステロイド混注）
   梨状筋ブロック；3～5 mL、坐骨神経ブロック；5～10 mL
⑥TIPS：
- 比較的深部のブロックであり、梨状筋の奥には坐骨神経ならびに動静脈、奥には骨盤内臓器が存在することから、針先の同定は慎重に行う。プレスキャンの際に目標までの距離を計測しておいてもよい。
- 坐骨神経ブロックによる、下肢の筋力低下が問題となるため、局所麻酔薬は極めて低濃度にするか、30分以上の観察時間を設ける必要がある。

合併症

- 出血、感染、坐骨神経ブロック

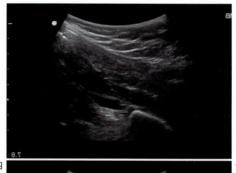
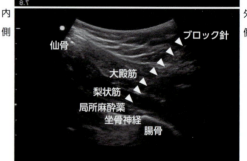

図 5-9 薬液注入時の超音波走査画像（傍仙骨坐骨神経ブロック）
梨状筋腹側筋膜を越えて坐骨神経周囲に低エコー性の局所麻酔薬の広がりが確認される．
梨状筋ブロック時には，腹側筋膜を越えずに梨状筋内に注入
▷：穿刺経路

（中本　達夫）

MEMO

6 腰神経叢ブロック

- 片側性の腰下肢への症状がある場合、鑑別診断として、根性、椎間板性、筋・筋膜性など、さまざまな原因が考えられる。腰神経叢ブロックによって劇的な除痛が得られることも珍しいことではない。
- 最近注目されている Shamrock view を用いると、腰神経叢はもとより経椎間孔硬膜外ブロックにも応用可能であることから臨床的に有用であり、本稿では Shamrock view を用いた手技について解説する。

 手技のコツとポイント

①準備：コンベクスプローブ、ブロック針（患者の体格により 80〜150 mm）、局所麻酔薬（外来患者の場合、下肢筋力低下リスクを考えてより低濃度が望ましい）、ステロイド（デキサメタゾン、ベタメタゾン）

②体位（図 6-1）：患側を上にした側臥位（非患側の側腹部に枕を入れ、患側の側腹部が伸展される位がよい）。場合によっては腹臥位でも実施可能

③プローブ走査（図 6-2）：
- L3 あるいは L4 レベル（肋骨弓と腸骨稜の間）の側腹部にコンベクスプローブを体軸に対して垂直に当てる（図 6-3）。
- プローブを側腹部に密着させて、腹壁構成筋や後腹膜のさらに奥に、音響陰影を伴う高エコー性のドーム状レリーフとして描出される腰椎椎体ならびに真っすぐ伸びる角のような構造として腰椎横突起が描出されるのを確認する。
- 超音波のモニター画面上で、横突起が画面の中央に来るようにプローブポジションを修正（スライドまたはチルト）し、横突起を取り囲むように横突起の先に腰方形筋、横突起の背

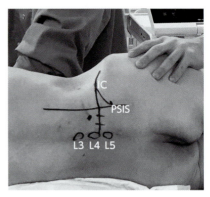

図 6-1 ブロック実施時の体位と体表ランドマーク
IC：腸骨稜, L3：第 3 腰椎棘突起, L4：第 4 腰椎棘突起, L5：第 5 腰椎棘突起, PSIS：上後腸骨棘

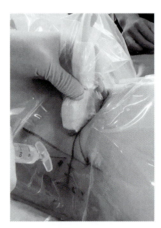

図 6-2 プローブ位置と実際の穿刺イメージ
腸骨稜直上の側腹部に横突起に対して真っすぐにプローブを当てる．
大腰筋の後内側部の深さを確認したうえで、プローブと平行にブロック針を穿刺する．

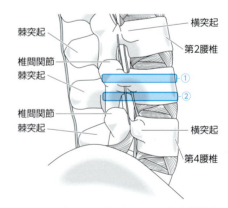

図 6-3 Shamrock view での走査部位と周辺解剖図
①横突起レベル, ②椎間孔レベル

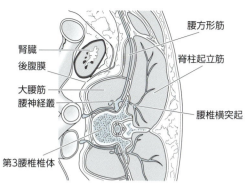

図 6-4　L3 レベルでの腰神経叢を中心とした周辺解剖図

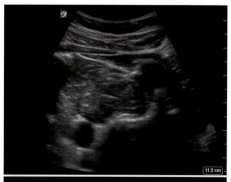

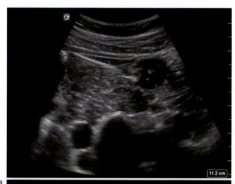

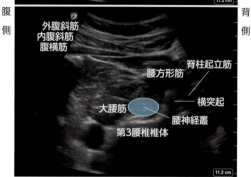

図 6-5　横突起レベルでの超音波走査画像と超音波解剖
図 6-3①のレベルでの超音波走査
横突起長軸方向に超音波があたるため，音響陰影による周囲構造の障害がない．大腰筋後内側区画に腰神経叢が走行し，高エコー性の構造として確認できることもあるが，不明瞭なことも少なくないため，神経刺激法の併用が望ましい．

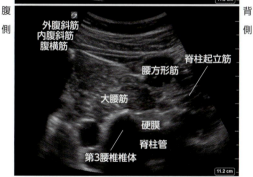

図 6-6　椎間孔レベルでの超音波走査画像と超音波解剖
プローブを少しだけ尾側にスライドまたは傾けることで，図 6-3②レベルでの像が得られる．椎間孔に一致した走査では横突起は写らず，音響陰影を伴う高エコー性の椎体外縁が特徴である．
腰神経叢だけでなく，椎間孔から出る腰神経根や硬膜ならびに脊柱管構造まで観察できることもある．

側に脊柱起立筋、横突起の腹側には大腰筋を確認する（図 6-4、5）。
- ほんの少し、プローブを尾側に傾けると角状の横突起が消失するとともに椎体の後縁から奥に超音波ビームが入っていくのが観察できる（図 6-6）。
- ここが椎間孔であり、症例によっては神経根と思われる低エコー性の構造が確認できることもある。プローブの背側から針の穿刺を行い、椎体後縁に針を誘導して局所麻酔薬やステロイドの注入を行うと経椎間孔硬膜外ブロックとなる。
- またこのとき、椎間孔の外側に腰神経叢が存在することから、神経刺激を併用しつつ椎体外面の高エコー性のドーム状構造（bulging edge）の後縁に針を進めながら、大腿前面の

A. 体幹　145

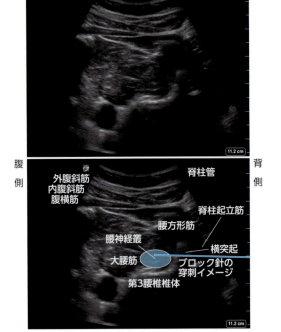

図 6-7　Shamrock view での腰神経叢ブロックの超音波画像と穿刺イメージ
図 6-2 のように神経叢までの深さを計測し、プローブ表面と平行に深さと同じ距離をあけてブロック針を穿刺する.

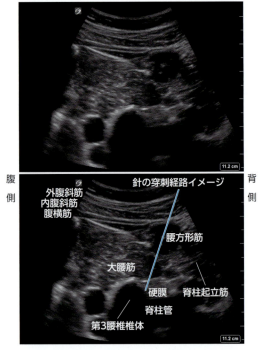

図 6-8　Shamrock view による経椎間孔硬膜外ブロックの穿刺イメージ
プローブ外側から針を穿刺し、椎体後縁へと誘導する. 椎体表面に接触するように針を進めるが、椎間孔内へは決して進めてはいけない.

筋収縮の有無を確認しながら針を進めるとよい。

④穿刺：
- あらかじめ、第 4 腰椎棘突起を触知して、ランドマーク法での刺入部（外側 4 cm または上後腸骨棘を通過する体軸の平行線と体軸で外側 1/3）をマーキングしておく（図 6-1）。腰神経叢の同定を行ったら、プローブ外側から超音波走査面を意識して、マーキングの線との交点を刺入点としてブロック針を皮膚に垂直に穿刺し、脊柱起立筋を経て大腰筋の内外側区画へと誘導する（図 6-2、7）。
- 針先の描出が不鮮明な際には、針の動きによる筋構造の歪みや少量（< 1 mL）の薬液注入による低エコー性領域の広がりで確認するとよい。また、神経刺激法の併用を行ってもよいが、外来でのブロック時には下肢筋力低下が問題となるため、必ずしも大腿四頭筋の筋収縮を求めなくとも大腰筋後内側区画内での広がりがあれば効果は得られる。
- 針先が適切な部位にあることを確認のうえ、薬液を少量ずつ注入し、薬液の広がりを確認する。
- 経椎間孔硬膜外ブロックに用いる際には、前述のとおり、椎間孔レベルでの走査でプローブ背側から椎体後縁に向けて針を進める（図 6-8）。この部位は透視法での safe triangle に一致する。

⑤薬液：局所麻酔薬（必要に応じてステロイド混注）、腰神経叢ブロック 10 mL、経椎間孔硬膜外ブロック 3〜5 mL

⑥TIPS：
- 比較的深部のブロックであり、椎間孔近傍では腰動脈の走行が確認できることが多く、さ

らに奥には後腹膜臓器が存在することから、針先の同定や穿刺深度に関しては十分に注意をはらう必要がある。場合によってはプレスキャンの際に目標までの距離を計測しておいてもよい。

 合併症

- 出血、感染、神経根穿刺
- 硬膜外ブロック、脊髄くも膜下ブロック

文　献

1) 中本達夫. 坐骨神経ブロックと梨状筋ブロック. ペインクリニック 2013；34：S417-27.
2) Ben-Ari AY, Joshi R, Uskova A, et al. Ultrasound localization of the sacral plexus using a parasacral approach. Anesth Analg 2009；108：1977-80.
3) Taha AM. A simple and successful sonographic technique to identify the sciatic nerve in the parasacral area. Can J Anaesth 2012；59：263-7.
4) Karmakar MK, Li JW, Kwok WH, et al. Ultrasound-guided lumbar plexus block using a transverse scan through the lumbar intertransverse space：a prospective case series. Reg Anesth Pain Med 2015；40：75-81.
5) Lin JA, Lu HT, Chen TL. Ultrasound standard for lumbar plexus block. Br J Anaesth. 2014；113：188-9.
6) Lin JA, Lu HT. Solution to the challenging part of the Shamrock method during lumbar plexus block. Br J Anaesth. 2014；113：516-7.
7) Lin JA, Lee YJ, Lu HT. Finding the bulging edge：a modified shamrock lumbar plexus block in average-weight patients. Br J Anaesth. 2014；113：718-20.

〔中本　達夫〕

7 仙骨硬膜外ブロック

- 仙骨神経叢領域（殿部から坐骨神経領域）の痛みや血流障害に対して行う。
- 外来で正確かつ迅速に行うときに、超音波ガイド下で行うことは極めて有用である。穿刺針の進む様子と、薬液が皮下に漏れていないことを確認することができる。成人の仙骨硬膜外腔のほとんどの部分は骨に囲まれているので、薬液が適切に広がっているかどうかを、直接確認することはできない。
- 肥満患者、妊婦、小児、研修医教育には特に有用である。

手技のコツとポイント

①準備：リニアプローブ、22～24 G 30 mm のブロック針
②体位：腹臥位

③プローブ走査：
- 仙骨上でプローブを短軸（水平断）に置き、正中仙骨稜をプローブの正中に描出する（図7-1-A）。正中仙骨稜の突起を中心に左右対称の1層の骨の表面が描出される（図7-2-a）。
- プローブをゆっくりと尾側にスライドさせ（図7-1-B）、左右に仙骨角の隆起を確認する。左右の仙骨角が大きく盛り上がり、仙尾靱帯と仙骨の間に硬膜外腔が低吸収域として観察される（図7-2-b）。

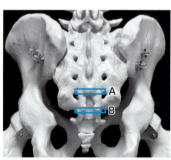

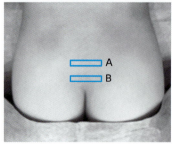

図7-1 仙骨硬膜外ブロックのプローブを当てる位置

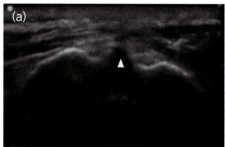

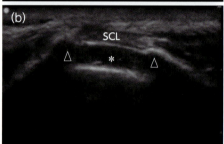

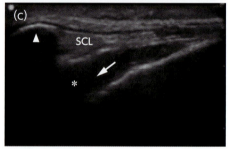

頭側　　　　　　　　　　　　尾側

図7-2 仙骨裂孔の同定手順
仙骨水平断で正中仙骨稜（▶）を観察し（a）、尾側に進めて仙骨角（▷）の隆起、仙尾靱帯（SCL）に被われた硬膜外腔（＊）が観察される（b）。プローブを90°回転させ、矢状断とすると仙骨から尾骨へ仙尾靱帯（SCL）、その深層に硬膜外腔（＊）が観察される。
⇒：穿刺ルート

- 正中部で長軸像とすると、仙骨表面、仙尾靱帯、尾骨が同一画面で観察でき、穿刺角度も分かりやすい（図 7-2-c）。

④穿刺：
- 短軸像では超音波装置の 1 cm 手前から約 45°で、交差法で穿刺する。超音波ビームが尾骨に向かうようにプローブを傾けると、針と直行しやすい。
- 針の断面が硬膜外腔の層に高輝度に現れたら、さらに 1 cm 程度進め、長軸像とする。
- 長軸像で尾側から平行法で穿刺する。針全体が仙骨裂孔内に進むのを観察できるが、仙尾靱帯内では針の角度を微調整することが困難でもある。
- 仙骨裂孔内に針が入るのを確認後、局所麻酔薬を投与する。
- 仙骨の彎曲が強い場合や穿刺角度が悪い場合、仙骨表面に針が当たり進まないことがある。

⑤薬液：0.5～1％リドカインまたは 0.125～0.25％ポプスカインまたはメピバカインを 5～10 mL。症状に応じてデキサメサゾン 1.65～3.3 mg（0.5～1 mL）を混合する。投与した薬液は、仙骨内で神経根にそって広がるため、超音波画像で確認することはできない。

合併症

- 穿刺時の痛み、出血・血腫、感染、麻痺、神経症状、硬膜穿刺、排尿障害

文献

1) Yamauchi M. Ultrasound-guided neuraxial block. Trends in Anaesthesia and Critical Care 2012；2：234-43.
2) 山内正憲, 大西詠子. 硬膜外ブロックと脊髄くも膜下ブロック. 超音波ガイド下神経ブロック法ポケットマニュアル（改訂第 2 版）. 小松　徹, 佐藤　裕, 白神豪太郎, 廣田和美編. 東京：克誠堂出版；2015. p.196-202.
3) Lerman IR, Hung JC, Souzdalnitski D. Ultrasound-guided caudal, lumbar, and epidural injection. Part 1：Caudal epidural steroid injection. Ultrasound-guided regional anesthesia and pain medicine（2nd ed）. In：Bigeleisen PE, Gofeld M, Orebaugh SL editors. Philadelphia：Wolters Kluwer；2015. p.330-8.

（大西　詠子、山内　正憲）

B. 上　肢

3 肩関節

1 肩峰下滑液包注射、烏口下滑液包注射

- 肩峰下滑液包注射は腱板断裂や、石灰性腱炎などの治療として非常に有効な手段であり、肩の疼痛緩和の手法として最もスタンダードな手技といえよう。
- 烏口下滑液包は、烏口突起と肩甲下筋との間に存在する滑液包であり、しばしば肩峰下滑液包とは交通するが、肩甲上腕関節腔との交通はない。烏口下滑液包への注射は肩甲下筋や腱板疎部由来の疼痛を緩和し、外旋制限を改善するのに有効である。

A 肩峰下滑液包注射

手技のコツとポイント

①準備：超音波診断装置、リニアプローブ、5 mL もしくは 10 mL シリンジ、24 もしくは 25 G、32 mm 針、局所麻酔薬（1％リドカイン、1％メピバカインなど）、ステロイド（デキサメサゾン、トリアムシノロンなど）、もしくはヒアルロン酸製剤

②体位：坐位もしくは半側臥位（図 1-A-1）。肩関節を軽度伸展位とする。

③プローブ走査：
- 棘上筋腱の長軸像を描出するためにはまず結節間溝から関節内に入っていく上腕二頭筋腱の長軸像を描出し、そこから後方（背側）に平行移動していくと大結節および大結節に付着する棘上筋腱の長軸像を得ることができる。

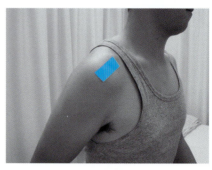

（a）坐位

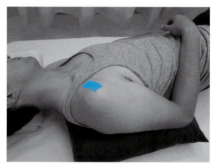

（b）半側臥位

図 1-A-1　肩峰下滑液包注射の体位
肩関節を軽度伸展させる．
青テープ：超音波プローブの位置

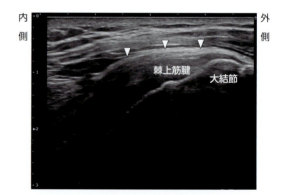

図 1-A-2　大結節と棘上筋腱の観察
棘上筋腱の表層にある高エコー性の線状陰影（▷）が peribursal fat である．

- 三角筋と棘上筋腱との間に高輝度な線状陰影を認める。これが peibursal fat と呼ばれる脂肪体である。肩峰下滑液包はこの peribursal fat と、棘上筋腱の間に存在するが正常ではほとんどの場合、明らかな腔としては確認できない（図 1-A-2）。

④穿刺：

- 平行法で外側より刺入する。三角筋を貫き、peribursal fat を貫き、わずかに腱板内まで針先を進める。シリンジに圧を加えながら針先をゆっくり抜くと、peribursal fat の直下（すなわち肩峰下滑液包）で抵抗なく注入される。
- 注入量に従い、肩峰下滑液包が広がり超音波画像上でスペースとして確認可能となる（図 1-A-3）。

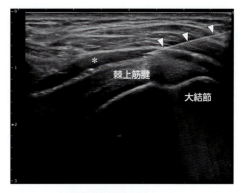

図 1-A-3　肩峰下滑液包注射
▷：穿刺針
＊：注入により開大した肩峰下滑液包

B 烏口下滑液包注射

①準備：（肩峰下滑液包注射に同じ）
②体位：坐位もしくは側臥位・肩関節外旋位（図1-B-1）
③プローブ走査：
- 外旋位とする．肩関節前方の短軸方向で、烏口突起と肩甲下筋腱が描出される．
- 烏口下滑液包は、烏口突起の直下、烏口腕筋と上腕二頭筋短頭の共同腱の背側で、肩甲下筋腱の腹側に位置するが、肩峰下滑液包同様、通常は明らかな腔としては観察できない（図1-B-2）．

④穿刺：
- 交差法で穿刺する．烏口突起の外側で肩甲下筋腱を貫き、抵抗消失法でゆっくり抜いてくる．肩甲下筋腱の直上で抵抗がなくなり薬液がスムーズに注入される部位が烏口下滑液包である．正確に注入されると、共同腱の背側に、肩甲下筋腱にそって薬液が観察できる（図1-B-3）．

 合併症

● 血管迷走神経反射による失神：坐位で行うと、血管迷走神経反射による失神が極稀に起こりえる．患者の緊張を取るよう声掛けなどを行う．緊張が強い場合は臥位で行う．

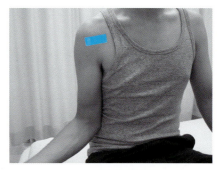

図 1-B-1　烏口下滑液包注射の体位
肩関節を外旋させる．
青テープ：超音波プローブの位置

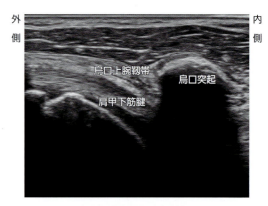

図 1-B-2　烏口下滑液包の穿刺前
外旋させて烏口突起と肩甲下筋腱を観察する．

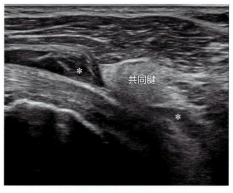

図 1-B-3　烏口下滑液包注入後
烏口突起より起始する烏口腕筋と上腕二頭筋短頭の共同腱の背側に，肩甲下筋腱にそって薬液が広がっている（＊）．

（朴　基彦）

コラム 超音波エラストグラフィ

<エラストグラフィの機序>

エラストグラフィは組織の柔らかさを超音波信号から解析する画像診断である。硬い部位と軟らかい部位が連結されたモデルを圧迫すると、軟らかい部位は大きく変形するため、各部のひずみに大きな差異を生じる（図1）。超音波信号でその分布を計測し、ひずみ分布を得る（図1）。測定誤差をなくすためにひずみ分布の加算平均をカラー表示して、エラストグラフィ画像を構築する（図1）。

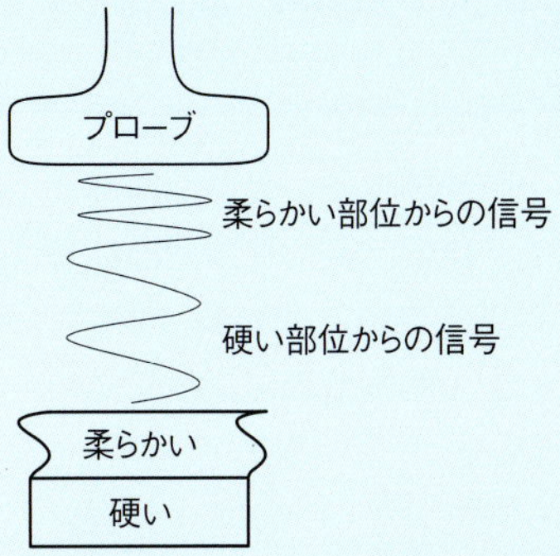

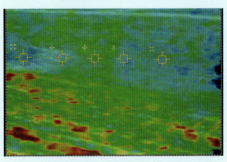

図1 エラストグラフィの超音波信号の模式図

<エラストグラフィの適応・目的>

エラストグラフィは、乳腺腫瘍の診断を目的に発展し、肝生検に代わる肝線維化の診断方法として有用視されている。最近のShear Wave Elastographyは、肝硬度をカラーマッピング表示できるようになり、あらゆるびまん性肝疾患の診断、さらには予後予測ツールとして期待されている。整形外科領域でも筋肉や腱板の硬さの測定により、術後フォローの評価への応用も期待されている。

図2 上腕二頭筋（青色部位）と烏口腕筋（緑色部位）のエラストグラフィ
上腕二頭筋のほうが硬いことが分かる．
□：上腕二頭筋内の弾性率を計測する部位のマーカー

<測定の方法>

①Strain imaging：初期から現在に至るまで用いられている。検者がプローブを圧迫することで組織をひずませて、ひずみ分布を得る。超音波プローブで組織に一定の外力を加え、ひずみが小さい領域（硬い部位）は青色、大きい領域（軟らかい部位）は赤色、その間の硬さの領域は緑色として表示する。しかし、圧を加える操作は施行者が行うため個人差が大きい。

②Shear wave imaging：超音波プローブから発生されたせん断波（shear wave）が硬いものほど速く伝播する性質を利用し、伝播速度を測定することで組織の硬さを測定する。プローブ自体が自動的に振動してせん断波を発生させる装置と、収束超音波により組織にせん断波を伝播させる装置がある。測定結果は弾性率やせん断波伝播速度（Vs [m/s]）で表示可能となった。施行者の習熟度にかかわらず計測できるメリットがある。

<臨床例>

筋肉の弾性率から、肩こりなど筋緊張の測定（図2）、トリガーブロックの前後での緊張の度合いの変化などに生かされると期待されている。

（村木　大志）

2 肩関節内注射

- 肩甲上腕関節は肩甲骨の関節窩と上腕骨頭から構成される。変形性肩関節症では関節内注射が有効である。凍結肩（俗にいう五十肩）でも肩甲上腕関節内に炎症を認め、有効なことが多い。

手技のコツとポイント

①準備：リニアプローブ、5または10 mL シリンジ、24または25 G、38 mm針、局所麻酔薬（1％リドカイン、1％メピバカインなど）、ステロイド（デキサメサゾン、トリアムシノロンなど）、ヒアルロン酸製剤

②体位：坐位もしくは側臥位（図2-1）

③プローブ走査：
- 後方から肩甲棘の尾側に短軸方向でプローブを当てる。外側に平行移動すると肩甲骨の関節窩と上腕骨頭が描出される（図2-2）。

④穿刺：
- 交差法で行う。坐位ではプローブの上部より、側臥位では上部または下部の穿刺しやすい方向（右利きなら左肩には上方、右肩には下方）から穿刺する。
- 関節唇のやや外側、上腕骨頭の直上まで針先を進める。

⑤薬液：関節内に薬液をゆっくり正確に注入する。超音波画像では明らかな変化が認められないことが多く、分かりにくいが、徐々に関

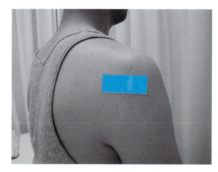

(a) 坐位

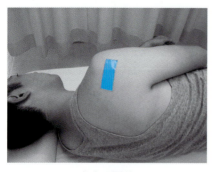

(b) 側臥位

図 2-1　肩甲上腕関節注射の体位
青テープ：超音波プローブの位置

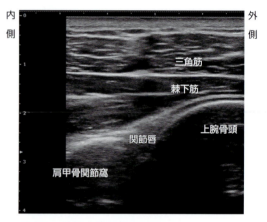

図 2-2　肩甲上腕関節の観察

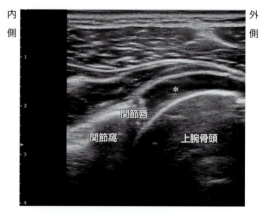

図 2-3　肩甲上腕関節注射後
関節腔の開大（*）を認める．
*：関節腔

節腔が広がるのが観察できる（図 2-3）。
- 逆に注入直後に注入部周辺に限局した薬液の広がりを認める場合は正確に関節腔内に広がらず漏れている。注入を中止し針先の位置を修正し再度注入するのがコツである。

（朴　基彦）

3 腱鞘部ブロック

- 肩関節では、上腕二頭筋長頭腱が上腕骨の結節間溝を通過して肩甲上腕関節内に入り、上方関節唇を形成する。
- 上腕二頭筋長頭腱の腱鞘は肩甲上腕関節と直接連絡しており、腱鞘内、腱周囲へのブロック＝腱鞘内注射＋関節内注射となる。
- 腱実質への注射は上腕二頭筋長頭腱炎等の場合に行うことがあるが、腱の脆弱化を避けるためできるだけその頻度は少ないほうが望ましい。

手技のコツとポイント

①準備：リニアプローブ、5または10 mLシリンジ、24または25 G、38 mm針、局所麻酔薬（1％リドカイン、1％メピバカインなど）、ステロイド（デキサメサゾン、トリアムシノロンなど）、ヒアルロン酸製剤
②体位：坐位または仰臥位（図3-1）
- 手掌を上に向けて膝上に置くと上腕二頭筋長頭腱が前方から観察されやすい。
③プローブ走査：
- 肩関節前方から大結節と小結節および結節間溝、上腕二頭筋長頭腱を描出する（図3-2）。
- 小結節が末梢側ではなだらかな台形だが、三角形に尖った中枢側を描出する。
④穿刺：
- 交差法で穿刺し薬液を注入する（図3-3）。

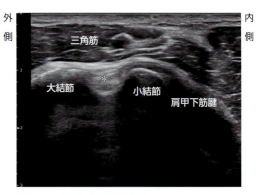

図 3-2 上腕二頭筋長頭腱の観察
結節間溝と上腕二頭筋長頭腱（＊），内側に肩甲下筋腱が観察できる．

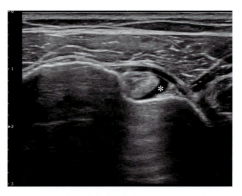

図 3-3 上腕二頭筋長頭腱腱鞘への注射後
腱鞘（＊）の開大を認める．

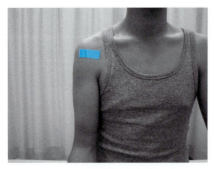

図 3-1 上腕二頭筋長頭腱腱鞘注射の体位（坐位）
青テープ：超音波プローブの位置

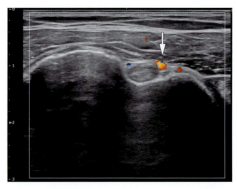

図 3-4 腱鞘部のカラードプラーによる観察
上腕二頭筋長頭腱腱鞘の内側に動脈（➡）

合併症

- 血腫：カラードプラーで詳細に観察すると、上腕二頭筋長頭腱の周囲には血管が多い。できるだけ血管穿刺を避ける（図 3-4）。

（朴　基彦）

B. 上　肢

4 肘関節

1 上腕骨外側上顆付着部注射（図1-1）

手技のコツとポイント

①準備：リニアプローブ、5 mL シリンジ（ロック付き）、27 G 19 mm 針
②体位：患者には超音波診断装置の画面に向かい座ってもらい、肩関節90°外転、肘関節伸展、前腕回内の状態で肘を採血台に乗せてもらう。術者は採血台の後方に座り、共に画面を見ながら治療を行う。
③プローブ走査：
・プローブの一端を上腕骨外側上顆に、もう一端を第3中手骨の方向に向け、短橈側手根伸筋腱の筋線維方向に合わせた長軸画像を観察する。
・上腕骨外側上顆でプローブを90°回転させ、圧迫させながら圧痛点を探し、骨棘があると激痛を訴える。
④穿刺：
・平行法で外側より刺入する。
・短橈側手根伸筋腱内に針先を進め薬液を注入する。注入時圧が高いため、シリンジはロック付きを使っている。
⑤薬液：局所麻酔薬、ステロイド

合併症

●筋肉内に注入されたステロイドが自然治癒の妨げとなる可能性があるため、ステロイド注入は最低限とすべきである。

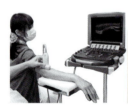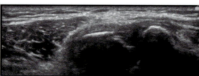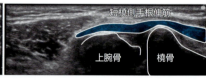

（a）長軸

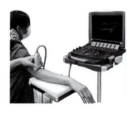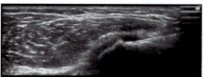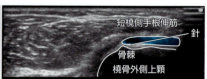

（b）短軸

図1-1　プローブ位置と超音波画像

（臼井　要介）

コラム　上腕骨外側上顆炎（テニス肘）

　テニスのバックハンド時に肘外側の痛みが生じる場合、前腕伸筋群の短縮と硬化が関与していると考えられる。短橈側手根伸筋腱の上腕骨外側上顆付着部へのステロイド注入は著効し短期間の痛みは緩和できるが、なぜ痛みが生じるようになったのか症例ごとに考え、その回避方法と予防方法を指導しなければ長期間の痛みは緩和できない。

　テニスのラケットの握り方には厚く握るウェスタンタイプから薄く握るコンチネンタルタイプまである。薄く握るコンチネンタルタイプは前腕が回内、手関節が屈曲しているため、前腕伸筋群は伸長されている。前腕伸筋群が短縮し硬化している場合にボールがスイートスポットを外してガットに当たると、てこの作用により上腕骨外側上顆付着部へかかる負担は増加する（図）。治療はこの部位へのステロイド注入だけでなく、ラケットの握り方の改善と前腕伸筋群のストレッチと筋トレの指導が重要となる。

　もちろん上腕骨外側上顆炎の痛みはテニスのバックハンド時だけで生じる訳ではなく、前腕が回内、手関節が屈曲した状態で繰り返し行われるパソコンのタイピングや重い荷物の引き寄せ作業などによって生じるため、キーボードの角度の変更や運搬方法の変更（前腕回外、手関節伸展）など、症例ごとに対応する必要がある。そのうえで前腕伸筋群のストレッチと筋トレの指導を行う。

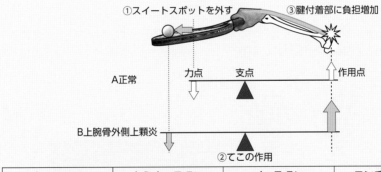

図　ラケットの握り方とテニス肘

（臼井　要介）

2 レスキューブロック

A 橈骨神経

手の手術時、腕神経叢ブロックが不完全なときには以下の末梢神経ブロックを追加する。
- 橈骨神経本幹ブロック：前腕後方と手背橈側の知覚
- 後前腕皮神経ブロック：前腕後方の知覚
- 橈骨神経浅枝ブロック：手背橈側の知覚

手技のコツとポイント

①準備：リニアプローブ、5 mL シリンジ、25 G 25 mm 針

②体位：
- 橈骨神経本幹ブロックと後前腕皮神経ブロックの場合、仰臥位にて肩関節 90°外転、肘関節伸展、前腕を回内してもらい、超音波診断装置を尾側に置き、術者は頭側に立つ。
- 橈骨神経浅枝ブロックの場合、仰臥位にて肩関節 90°外転、肘関節伸展、前腕を回外してもらい、超音波診断装置を尾側に置き、術者は頭側に立つ。

③プローブ走査：
- 橈骨神経本幹ブロック（図 2-A-1）：上腕骨 1/3 遠位外側にプローブを短軸に当てると、背側の上腕三頭筋、腹側の上腕筋、上腕骨とに挟まれる橈骨神経本幹が認められる。
- 後前腕皮神経ブロック（図 2-A-2）：橈骨神経本幹を追ってプローブを遠位に動かすと、上腕三頭筋と上腕筋が小さくなっていき、これらの筋間で上腕骨外側下部を起始とする腕橈骨筋が現れると橈骨神経本幹は後前腕皮神経を分岐する。腕橈骨筋の深層に橈骨神経本幹、表層に後前腕皮神経が認められる。
- 橈骨神経浅枝ブロック（図 2-A-3）：さらに橈骨神経本幹を追ってプローブを遠位に動かすと、回外筋が現れるレベルで橈骨神経本幹は

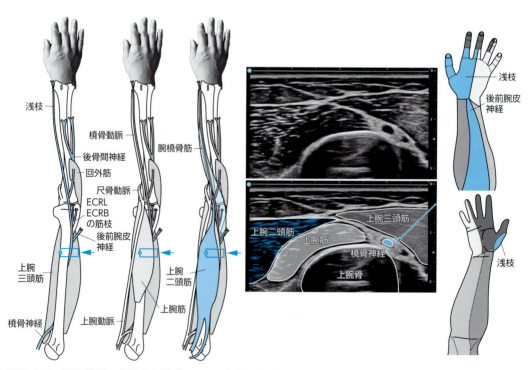

図 2-A-1　橈骨神経・上腕骨本幹ブロックの解剖，超音波画像，麻酔範囲

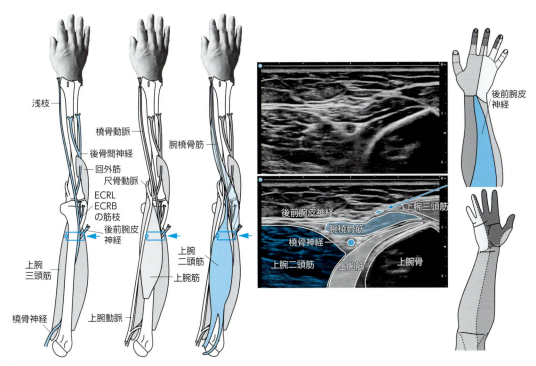

図 2-A-2 橈骨神経・後前腕皮神経ブロックの解剖，超音波画像，麻酔範囲

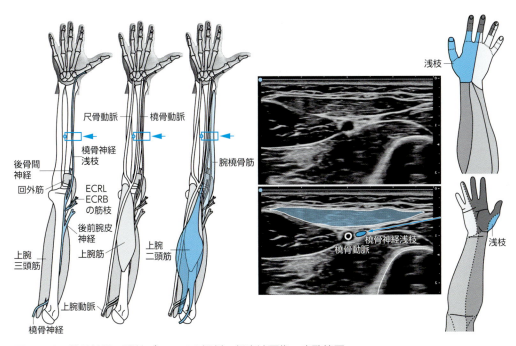

図 2-A-3 橈骨神経・浅枝ブロックの解剖，超音波画像，麻酔範囲

後骨間神経と浅枝に別れる。橈骨骨幹中央付近までプローブを遠位に動かすと、腕橈骨筋の深層で橈骨動脈と並走する橈骨神経浅枝が認められる。

④穿刺：
・平行法で刺入し、針先を進め神経周囲に局所麻酔薬を注入する（ドーナツサイン）。

⑤薬液：1つの神経ブロックに0.15％ロピバカイン 4 mL

合併症

● 神経損傷を起こさないために、針先が見えないときは進めない。

（臼井　要介）

MEMO

B 正中神経、尺骨神経

手の手術時、腕神経叢ブロックが不完全のときには以下の末梢神経ブロックを追加する。
- 正中神経ブロック：示指から環指橈側の手掌と指先手背の知覚と、母指から環指橈側の手掌の知覚
- 尺骨神経本幹ブロック：尺側の手掌と手背の知覚
- 尺骨神経手背枝ブロック：尺側の手背の知覚

手技のコツとポイント

①準備：リニアプローブ、5 mL シリンジ、25 G 25 mm 針

②体位：仰臥位にて肩関節 90°外転、肘関節伸展、前腕回外してもらい、正中神経ブロックの場合は超音波診断装置を尾側に置き、術者は頭側に立ち、尺骨神経ブロックの場合は逆とする。

③プローブ走査：
- 正中神経ブロック（図 2-B-1）：前腕中央付近で橈骨と尺骨の腹側にプローブを短軸に置くと、浅指屈筋と深指屈筋の間に正中神経が認められる。プローブを遠位に動かすと、浅指屈筋の深層にあった正中神経が橈側へ移動し、浅指屈筋と長母指屈筋の間から浅指屈筋の表層へ移動し、手根管へ入っていく。
- 尺骨神経本幹ブロック（図 2-B-2）：前腕中央付近で尺骨の腹側にプローブを短軸に置くと、尺側手根屈筋の深層で、尺骨動脈と並走している尺骨神経が認められる。
- 尺骨神経手背枝ブロック（図 2-B-3）：尺側手根屈筋の深層にある尺骨神経本幹を追ってプローブを遠位に動かすと、手関節近位レベルで尺骨神経本幹は手背枝を分岐する。

④穿刺：平行法で刺入し、針先を進め神経周囲に局所麻酔薬を注入する（ドーナツサイン）。

⑤薬液：尺骨神経手背枝ブロックは 0.15％ロピバカイン 1 mL、その他の神経ブロックは 4 mL

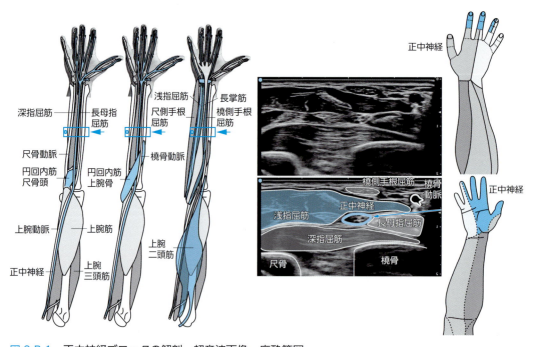

図 2-B-1 正中神経ブロックの解剖，超音波画像，麻酔範囲

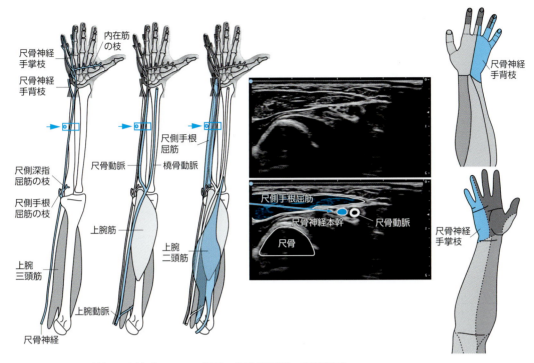

図 2-B-2　尺骨神経・本幹ブロックの解剖，超音波画像，麻酔範囲

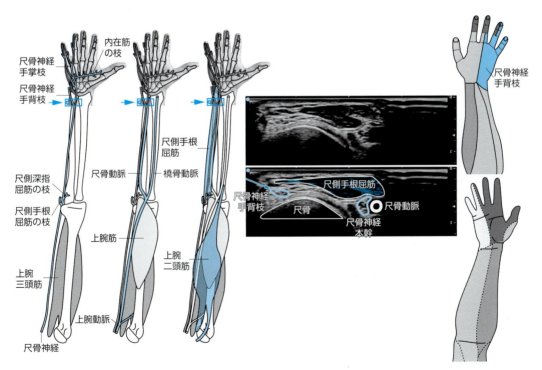

図 2-B-3　尺骨神経・手背枝ブロックの解剖，超音波画像，麻酔範囲

合併症

- 神経損傷を起こさないために、針先が見えないときは進めない。

文献

1) Valera-Garrido F. Ultrasound-guided percutaneous needle electrolysis in chronic lateral epicondylitis: short-term and long-term results. Acupunct Med 2014;32:446-54.
2) 上羽康夫. 手 その機能と解剖（第5版）. 京都：金芳堂；2014.
3) 仲西康顕. 超音波でさがす末梢神経（第1版）. 東京：メジカルビュー社；2015.
4) Le Corroller T, Bauones S, Acid S. Anatomical study of the dorsal cutaneous branch of the ulnar nerve using ultrasound. Eur Radiol 2013;23:2246-51.

（臼井　要介）

B. 上　肢

5 手関節・手

1 手根管内注射

- 手指の夜間痛など、安静時の正中神経領域の痛みを訴える手根管症候群患者に特に有効である。
- 超音波画像で手根管内に関節リウマチなどに伴う屈筋腱腱鞘炎の所見を認める場合は、ステロイドの腱鞘内注射が有効なことが多い。
- 長期予後については不明であるが、手術待機中のペインコントロールに有用である。

手技のコツとポイント

①準備：リニアプローブ、5 mL シリンジ、27 G 針
②体位：仰臥位または坐位、前腕回外位
③プローブ走査：
・前腕遠位から手根管内にかけて短軸方向でプローブを当て、連続的に正中神経を観察する。
・前腕では浅指屈筋の深層に位置する正中神経が、手関節付近で浅指屈筋の橈側から回り込むように浅層に移動する。
④穿刺（図 1-1）：
・交差法で近位より穿刺する。遠位から穿刺すると、分厚い手掌の皮膚と皮下組織が邪魔し

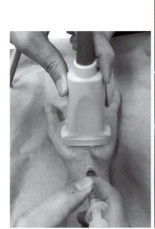
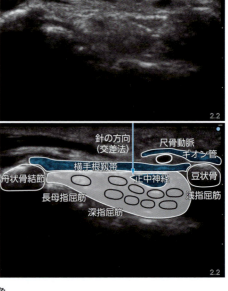

図 1-1　穿刺方向と超音波画像
〔画像提供：臼井要介先生（水谷痛みのクリニック）〕

て、繊細な針先の操作を行いにくい。正中神経掌枝が、手関節の約 5 cm 近位で正中神経本幹の橈側より分岐するため、穿刺は正中神経尺側より実施するのが良い。
・正中神経のすぐ尺側に針先が出るように針を進めたあと、正中神経の表層に薬液が広がるよう、液性剥離を進める。
・神経内に針が進んだように見えた場合、あるいは正中神経の放散痛を生じた場合、必ずいったん針を引き戻して、安全な場所から針を操作し直す。
⑤薬液：手指の痛みを訴える特発性手根管症候群に対して、1％リドカイン 2〜3 mL を正中神経と横手根靱帯の間に液性剥離しながら注入する。

（仲西　康顕）

2 第1コンパートメント腱鞘内注射

- ド・ケルバン病に対する治療として有用である。

手技のコツとポイント

①準備：リニアプローブ、1 mL シリンジ、27 G 針
②体位：仰臥位または坐位、前腕中間位
③プローブ走査：
- 手関節橈側に短軸方向でプローブを当て、第1コンパートメントを観察する。腕橈骨筋の深層から、皮下に走る橈骨神経浅枝も同定し、穿刺による神経損傷を避ける。

④穿刺（図 2-1）：
- 交差法で遠位より穿刺する。
- 主に病態に関与するEPB腱周囲に薬液を注入する。短母指伸筋（extensor pollicis brevis muscle：EPB）腱と長母指外転筋（abductor pollicis longus muscle：APL）腱が隔壁により隔てられている場合がある。

⑤薬液：トリアムシノロンアセトニド（ケナコルト®）10 mg（0.25 mL）と1％リドカイン 0.5 mL を混合した溶液を、腱鞘内に 0.3 mL 程度注入する。

合併症

- 橈骨神経浅枝が、掌側から背側方向にかけて第1コンパートメント腱鞘をまたぐように走行するため、穿刺には十分な注意が必要である。高周波プローブを用いると、この神経を観察することは可能である。
- ステロイドを用いる場合、皮下へ漏出しないよう注意する。ステロイドの皮下漏出により、色素脱失や皮下組織の萎縮等の合併症が起こりうることを十分に認識して手技を行うべきである。

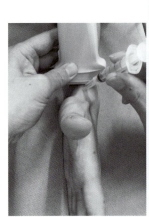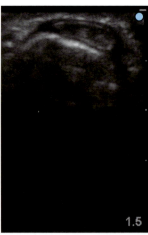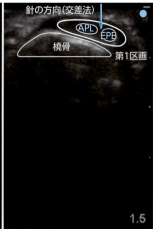

図 2-1　穿刺方向と超音波画像
〔画像提供：臼井要介先生（水谷痛みのクリニック）〕

（仲西　康顕）

3 母指CM関節内注射

- 母指手根中手（carpometacarpal：CM）関節症に対する治療および、注射効果の判定により鑑別診断を行うために有用である。
- 皮下や舟状骨大菱形骨（scqpho-trapzial：ST）関節へ漏出せず、正確にCM関節内に薬液が注入されたことを超音波で確認することができる。

 手技のコツとポイント

①準備：リニアプローブ、1 mL シリンジ、27 G 針
②体位：仰臥位または坐位、前腕中間位もしくは軽度回外位
③プローブ走査：
- 母指球基部に掌側から長軸方向でプローブを当て、ST関節、CM関節を観察する。
④穿刺（図3-1）：
- 背側より、交差法でCM関節の関節裂隙を狙って穿刺する。橈骨神経浅枝と、外側前腕皮神経との internerveous plane より穿刺することで、神経を刺すリスクを避けることができる。
- 関節内で薬液が広がったことを確認する。
⑤薬液：トリアムシノロンアセトニド（ケナコルト®）10 mg（0.25 mL）と 1％リドカイン 0.5 mL を混合した溶液を、腱鞘内に 0.5 mL 程度注入する。

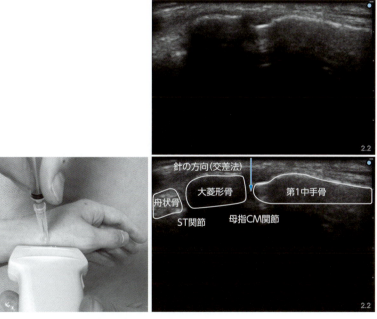

図 3-1 穿刺方向と超音波画像
〔画像提供：臼井要介先生（水谷痛みのクリニック）〕

（仲西　康顕）

4 尺側手根伸筋腱腱鞘内注射

- 尺側手根伸筋腱腱鞘炎に対する治療、注射効果の判定により鑑別診断に有用である。
- 遠位橈尺関節や橈骨手根関節へ漏出せず、正確に尺側手根伸筋腱腱鞘内に薬液が注入されたことを、超音波画像で確認することが可能である。
- 外傷による三角線維軟骨複合体（triangular fibrocartilage complex：TFCC）損傷では、radioulnar ligament の尺骨小窩への付着部での靱帯損傷による遠位橈尺関節不安定性が問題となる。遠位橈尺関節内、あるいは橈骨手根関節内へのステロイド注入が、靱帯の治癒機転を阻害する可能性が考えられる。TFCC損傷に対する診断や初期の外固定をしっかりと行わずに、安易にステロイドの関節内注入を行うべきではないと考える。

手技のコツとポイント

①準備：リニアプローブ、1 mL シリンジ、27 G 針
②体位：仰臥位または坐位、前腕回内位
③プローブ走査：
- 手関節背尺側に短軸方向でプローブを当て、尺骨頭背側で fibro-osseous tunnel を走行する尺側手根伸筋腱を観察する。
- 腱の走行にそって近位、遠位へと観察する。

④穿刺（図 4-1）：
- 尺骨頭背側で、交差法で遠位より穿刺する。
- 腱実質内への注入を避け、腱鞘内で薬液が広がったことを確認する。

⑤薬液：トリアムシノロンアセトニド（ケナコルト®）10 mg（0.25 mL）と 1％リドカイン 0.5 mL を混合した溶液を、腱鞘内に 0.3 mL 程度注入する。

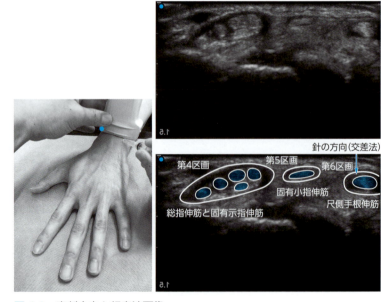

図 4-1　穿刺方向と超音波画像
〔画像提供：臼井要介先生（水谷痛みのクリニック）〕

（仲西　康顕）

C. 下　肢

6 股関節

1 股関節内注射

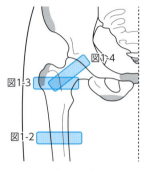

図 1-1　プローブ位置

手技のコツとポイント

①準備：コンベックスプローブ、25 G カテラン針
②体位：仰臥位。術者は患側、対面に超音波機器を置く。
③プローブ走査：
- 大腿前面で操作し、大腿骨を描出しながら（図 1-1、2）、頭側に平行移動していくと、骨の幅が広がり、転子部が確認できる（図 1-1、3）。その位置にてプローブを内側が頭側になるように（反時計回り）回転させ大腿骨頸部と平行にし、股関節の臼蓋、大腿骨骨頭、大腿骨頸部を描出する（図 1-1、4）。
- 関節包は臼蓋縁より発して転子間線付近にて折り返し、骨頭と頸部の境に付着している（図 1-5）。大腿骨頸部前面の関節包は 2〜3 mm の厚みがあり、通常は前方の関節包と後方の関節包の間には関節液は見えないことが多く、4〜6 mm の幅で一体に描出される。

④穿刺：
- 外側より平行法で穿刺する。骨頭と頸部の境を穿刺目標とし（図 1-4）、針が骨に当たったら血液の逆流がないことを確認する。

⑤薬液：局所麻酔薬単独やステロイドとの混合液、ヒアルロン酸などを計 5 mL 程度注入する。

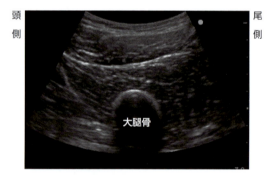

図 1-2　大腿骨骨幹部

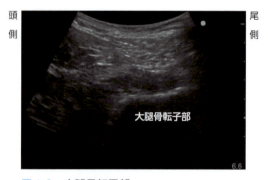

図 1-3　大腿骨転子部

合併症

- 感染、血管内注入

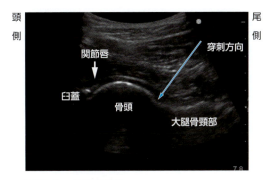

図 1-4　大腿骨頸部

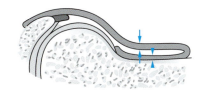

図 1-5　大腿骨頸部の模式図

（深澤　圭太）

2 外側大腿皮神経ブロック

手技のコツとポイント

①準備：リニアプローブ、25 G カテラン針

②解剖：

- 外側大腿皮神経は第2、第3腰神経に由来し、腰神経叢を形成後、大腰筋の外縁から腸骨筋の表面（腸骨筋膜の下）を下方外側、上前腸骨棘に向かって走行し、上前腸骨棘の内側で鼠径靱帯の下、筋裂孔外側を通って大腿筋膜下を走り、縫工筋を横切り、上前腸骨棘から2～3 cm下方で筋膜を貫通して大腿前面から外側の皮膚を支配する（図 2-1）。

③体位：仰臥位。術者は患側、対面に超音波機器を置く。

④プローブ走査：

- 外側大腿皮神経は鼠径靱帯の下から、縫工筋前面を外側に乗り越える。そのため、上前腸骨棘から縫工筋を確認しながらプローブを尾側に平行移動する（図 2-2）。縫工筋前面を外側に横断していく神経が高エコー性もしくは蜂の巣状に確認できることが多い（図 2-3）。
- 外側大腿皮神経の走行はバリエーションが豊富であり、また非常に細い神経であることから必ずしも超音波で描出できるわけではない。
- 神経が描出できない場合、鼠径靱帯レベルでその直下、腸腰筋の上に薬液を広げる。
- リニアプローブを使用する。上前腸骨棘を触れ、そこから内側に鼠径靱帯にそってプローブを当て、鼠径靱帯を描出する（図 2-4、5）。

⑤穿刺：

- 外側より平行法で穿刺する。

⑥薬液：神経周囲に局所麻酔薬単独やステロイドとの混合液を3～5 mL注入する。

- パルス高周波法では神経刺激モードで同定後、90～360秒程度行う。

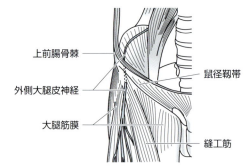

図 2-1　外側大腿皮神経の走行, 解剖図

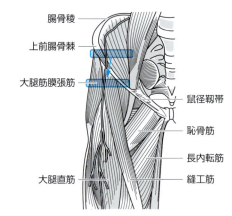

図 2-2　プローブ走査①

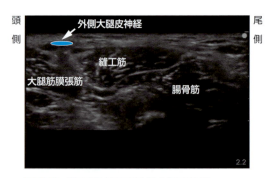

図 2-3　縫工筋表面の外側大腿皮神経

合併症

- 神経損傷、血管内注入、局所麻酔薬中毒、血腫

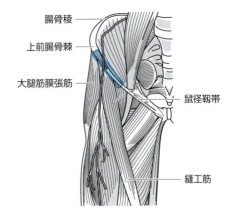

図 2-4　プローブ走査②

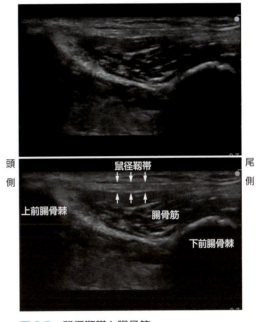

図 2-5　鼠径靱帯と腸骨筋

（深澤　圭太）

C. 下 肢

7 膝関節

1 膝関節内注射

- 膝関節注射は原因疾患の鑑別、治療目的に使われている。
- 膝関節注射は膝蓋上嚢より行う（図 1-1）。
- 変形、腫脹が強い場合など膝蓋上嚢に穿刺することが難しいケースが存在する。
- Hirsch らは解剖学的指標を用いるより、超音波ガイド下注射のほうがより正確に関節内に刺入できると報告している[1]。
- Wilmer らは解剖学的指標を用いるより、超音波ガイド下注射のほうがより疼痛スコア、アウトカムが改善したと報告している[2]。

 手技のコツとポイント

① 準備：リニアプローブ
② 体位：膝関節伸展位仰臥位
③ プローブ走査：
- 膝蓋骨頭側で大腿骨に対して短軸とし、平行法で外側から刺入する（図 1-2、3）。
- 超音波画像にて針先を膝蓋上嚢内に確認しながら針先を進める（図 1-4）。
- 膝蓋上嚢内に針が確認できた状態で、シリンジを引くことで関節腔内の内容物が減少していくことが観察できる。
- 関節穿刺の場合、針先が滑膜に覆われると吸引が困難となるため、超音波画像にて針先、滑膜の位置を確認し、滑膜が覆われてしまう場合は針先の向きを変えて穿刺を行う。

合併症

- 感染、出血

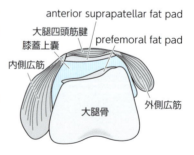

図 1-1 膝関節水腫，模式図

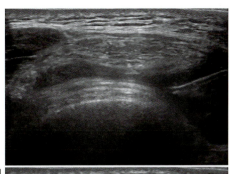

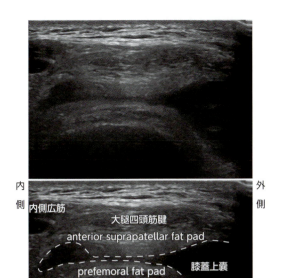

図1-2 膝関節水腫，短軸像

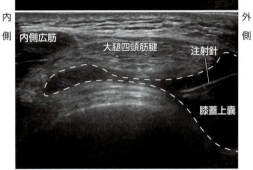

図1-4 膝関節穿刺，平行法，短軸像

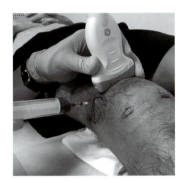

図1-3 穿刺マクロ図

（大内　洋、市川　顕）

2 Baker 嚢胞の評価、穿刺手技

- Baker 嚢胞は成人の膝関節障害と関連しているといわれている[3]。
- Baker 嚢胞は膝関節腔内と連続し、半腱様筋腱腓腹筋内側頭の間隙に頸部を形成し、腓腹筋内側頭上に嚢胞を形成する（図 2-1）。
- Baker 嚢胞と関連性が高い病変は半月板損傷（83％）で、特に内側半月板後角の変化がかかわっているといわれている[4]。
- 超音波エコーを用いことで神経血管束損傷を予防し、手技を行うことができる。

 手技のコツとポイント

①準備：リニアプローブ
②体位：膝関節を伸展 0°で腹臥位
③プローブ走査：
- 術者はプローブを膝窩に置き、Baker 嚢胞を描出する。
- 超音波画像では Baker 嚢胞、関節内と連結する頸部・基部や、Baker 嚢胞内の石灰化、loose body を観察することができる（図 2-2）。

④穿刺：
- 注射針を外側より平行方にて嚢胞内に刺入する（図 2-3、4）。

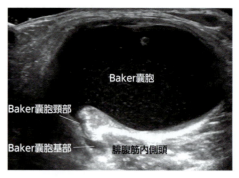

図 2-2 Baker 嚢胞，短軸像

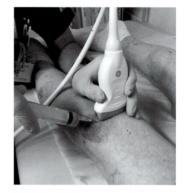

図 2-3 穿刺，マクロ図

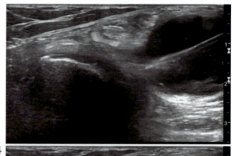

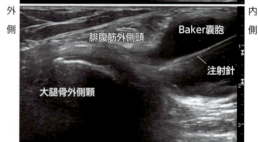

図 2-4 Baker 嚢胞穿刺，平行法，短軸像

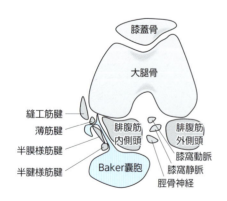

図 2-1 Baker 嚢胞，模式図

- シリンジを引くことで囊胞内の内容物が減少していくことが観察できる。
- Baker 囊胞に膝窩動・静脈が近い場合は、ドプラーを用いることで、血管を確認しながら安全に穿刺を行うことができる。

 合併症

- Baker 囊胞は膝窩動静脈、脛骨神経上に形成することが多く、膝窩への穿刺は神経血管束損傷のリスクを伴う。

文献

1) Hirsch G, O'Neill T, Kitas G, et al. Clinical utility of ultrasound guidance for intra-articular knee injections: a review. Clin Rheumatol 2012;31:1243-6.
2) Sibbitt W, Peisajovich A, Micleah A, et al. Does sonographic needle guidance affect the clinical outcome of intraarticular injections? J Rheumatology 2009;36:1892-1902.
3) Miller TT, Staron RB, Koenigsberg T, et al. MR imaging of Baker Cysts: association with internal derangement, effusion, and degenerative arthropathy. Radiology 1996;201:247-50.
4) Sansone V, de Ponti A, Paluello GM, et al. Popliteal cysts and associated disolders of the knee. Clinical review with MR imaging. Int Orthop 1995;19:275-9.

〔大内　洋、市川　顕〕

C. 下 肢

8 足関節・足

1 足関節内注射

 手技のコツとポイント

①準備：リニアプローブ、23〜25 G 30 mm 針
②体位：仰臥位
③プローブ走査：
- 体表から骨（脛骨下端）や腱（前脛骨筋腱、第三腓骨筋腱）を触知できるので、穿刺前に確認しておくとよい（図 1-1）。
- 長軸像で前脛骨筋腱を描出し、関節裂隙をプローブの中央に位置させる。

④穿刺：
- 前脛骨筋腱の内側から行うのが安全であるが、内側に骨棘などがあり穿刺が困難な場合には、第三腓骨筋腱の外側で穿刺する。
- 交差法では、内側から穿刺する。
- 平行法では、距骨滑車の形状を利用し、距骨側から脛骨天蓋関節面に向けて穿刺する（図 1-2）。

⑤薬液：
- 病態によりヒアルロン酸や局所麻酔薬、ステロイドを用いるが、ステロイドは多用しないようにする。
- 関節内に薬液が広がる様子と前方関節包が膨らむようすを超音波画像にて観察できる。

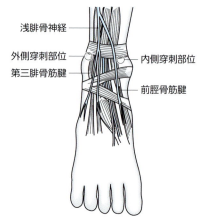

図 1-1 足関節前方の解剖と注射の穿刺部位

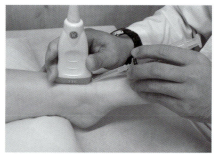

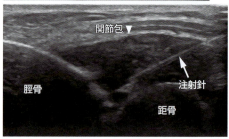

図 1-2 足関節内注射，平行法
▷：関節包，→：23 G カテラン針

合併症

- 軟骨損傷
- 脛骨天蓋は凹であるのに対し、距骨関節面は凸であるため、交差法の場合には脛骨下端直下を皮膚に対し直角に穿刺すると軟骨損傷を起こしにくい。
- 浅腓骨神経損傷
- 外側穿刺時に第三腓骨筋腱より内側を穿刺すると、浅腓骨神経損傷のリスクがある。

（松井　智裕、熊井　司）

2 足関節ブロック

手技のコツとポイント

- 足部の治療（デブリドマン、骨折の整復など）に適応がある。ブロックを要する神経が多いため膝窩部ブロックに比べて手技は煩雑であるが、足関節以遠をブロックできるので日帰り手術には特に有用である。脛骨神経、伏在神経、腓腹神経、浅腓骨神経、深腓骨神経のブロックを行う。

①準備：リニアプローブ
②体位：手技を行いやすい体位とする。
③プローブ走査・穿刺

- 脛骨神経：足底および母趾の知覚を支配し、足関節底屈筋、足趾屈筋群に運動枝を送る。足根管レベルでの描出が容易であり、そこから近位方向に神経を追っていくとよい[1,2]。
- 穿刺は平行法で後方から穿刺し、長母趾屈筋と後脛骨静脈の間に針を進める（図 2-1）。
- 伏在神経：下腿内側から足部内側（多くは中足部まで）の知覚を支配する。脛骨内側縁の皮下を小伏在静脈に伴走して走行するため静脈を指標に神経を探すとよい（図 2-2）。
- 腓腹神経：踵部から足部外側の知覚を支配する。下腿近位では腓腹筋内側頭と外側頭の境界上の皮下を走行する。下腿遠位部では、アキレス腱のすぐ外側を走行し、足関節レベルではアキレス腱から離れて外側に向かう。伴走する小伏在静脈が指標となる（図 2-3）[2]。
- 浅腓骨神経は下腿遠位中央〜外側から足背の知覚を支配し、長・短腓骨筋に運動枝を送る。下腿では外側コンパートメントと前方コンパートメントの間を走行し、下腿約1/3で筋膜を貫いて皮下に出る（図 2-4）。
- 深腓骨神経：母趾基部と第2趾基部の間の知覚を支配し、足関節背屈筋、足趾伸筋群に運動枝を送る。下腿遠位では、骨間膜前方を前脛骨動脈に伴走して走行する[2]。ドプラー像で前脛骨動脈を確認し、それに隣接する高エコー像が深腓骨神経である（図 2-4）。

合併症

- 神経血管内穿刺。放散痛が出た場合には針を少し引いて方向を変える。

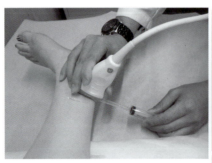
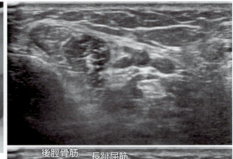
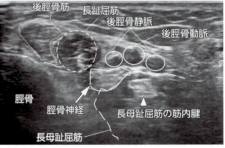

図 2-1　脛骨神経と後脛骨動静脈
〇：中央が動脈で左右が静脈

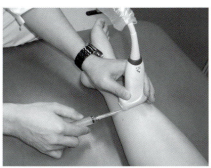

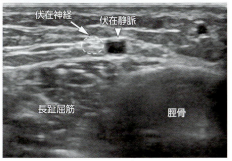

図 2-2 伏在神経，伏在静脈

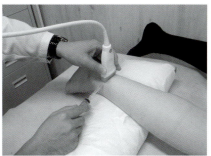

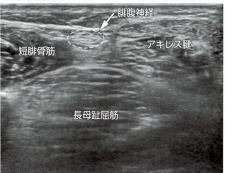

図 2-3 腓腹神経

文献
1) 仲西康顕. うまくいく！超音波で探す末梢神経. 100%効く四肢伝達麻酔のために. 東京：メジカルビュー社；2015. p.156-7.
2) López AM, Sala-Blanch X, Magaldi M, et al. Ultrasound-guided ankle block for forefoot surgery：the contribution of the saphenous nerve. Reg Anesth Pain Med 2012；37：554-7.

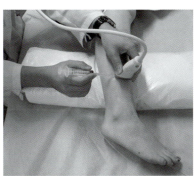

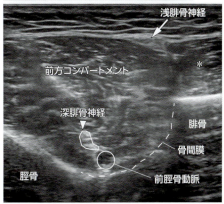

図 2-4 浅腓骨神経と深腓骨神経，骨間膜，前脛骨動脈，外側コンパートメント，短腓骨筋
＊：短腓骨筋

（松井　智裕、熊井　司）

痛みの超音波解剖学的分類

			解剖編	診断編	治療編
A 体幹	1 頭頸部	後方	頸椎椎間関節	頸椎椎間関節症	頸椎椎間関節ブロック 頸神経後枝内側枝ブロック
		前方	頸神経叢 腕神経叢	頸椎症 頸椎椎間板ヘルニア	頸部神経根ブロック 腕神経叢ブロック
			頸部交感神経幹		星状神経節ブロック
	2 腰仙骨部	腰神経叢	腰神経叢	腰部脊柱管狭窄症 腰椎椎間板ヘルニア	腰神経叢ブロック
			腰椎椎間関節	椎間関節性腰痛	腰椎椎間関節ブロック 腰神経後枝内側枝ブロック
		仙骨神経叢	仙骨神経叢		仙骨硬膜外ブロック 梨状筋ブロック 仙骨神経根ブロック
			仙腸関節	仙腸関節性腰痛	仙腸関節ブロック
B 上肢	3 肩関節	前方	上腕二頭筋長頭腱・腱鞘 前方・肩甲上腕関節包 肩甲下滑液包 烏口下滑液包 肩甲下筋	腱板断裂 石灰性腱炎 凍結肩 腱板炎 肩峰下滑液包炎	腱鞘部ブロック 烏口下滑液包注射
		側方	肩峰下滑液包 棘上筋		肩峰下滑液包注射
		後方	後方・肩甲上腕関節包 三角筋下滑液包 棘下筋・小円筋		肩関節内注射（後方アプローチ）
	4 肘・手関節	回外と前腕屈筋群	前腕回外 肘関節屈曲 手関節屈曲 母指の動き	肘関節: 上腕骨内側上顆炎 肘部管症候群	レスキューブロック （正中神経・尺骨神経）
				手関節: 手根管症候群	手根管内注射
		回内と前腕伸筋群	前腕回内 肘関節伸展 手関節伸展	肘関節: 上腕骨外側上顆炎	上腕骨外側上顆付着部注射 レスキューブロック （橈骨神経）
				手関節: ド・ケルバン病 母指CM関節症 尺側手根伸筋腱腱鞘炎 TFCC損傷	第1コンパートメント腱鞘内注射 母指CM関節内注射 尺側手根伸筋腱腱鞘内注射

			解剖編	診断編	治療編
C 下肢	5 股関節	前方	股関節	変形性股関節症	股関節内注射
			下前腸骨棘-大腿骨頭	大腿骨寛骨臼インピンジメント	
			外側大腿皮神経	外側大腿皮神経障害	外側大腿皮神経ブロック
			閉鎖神経		
			大腿神経		
	6 膝関節	前方	膝蓋腱	ジャンパー膝	膝関節内注射
			膝関節関節包	膝関節周囲水腫（膝関節水腫）	
		内外側	膝関節内側側副靱帯	膝関節内側側副靱帯損傷	
			膝関節外側側副靱帯	膝関節外側側副靱帯損傷	
		後方	坐骨神経		
			Baker 嚢胞	膝関節周囲水腫(Baker嚢胞)	Baker 嚢胞穿刺
	7 足関節・足	前方・外側	距骨下関節	足根洞症候群	
			前距腓靱帯	変形性足関節症 足根洞症候群	
			浅・深腓骨神経		浅・深腓骨神経ブロック
		内側	距腿 [足] 関節	変形性足関節症 前方インピンジメント症候群	足関節内注射
			足根管	足根管症候群	ガングリオン穿刺
			脛骨神経		脛骨神経ブロック
		後方・足底	アキレス腱・踵骨後方滑液包	アキレス腱症・付着部症 踵骨後方滑液包炎	
			長母趾屈筋腱	後方インピンジメント症候群	
			足底腱膜	足底腱膜症	
			腓腹神経		腓腹神経ブロック
			伏在神経		伏在神経ブロック

超音波診断装置が有用な
運動器疾患診断治療ガイド　　　　　　　　　＜検印省略＞

2017年11月3日　第1版第1刷発行

定価（本体6,800円＋税）

　　　　　　　　編集者　　奥田　泰久，臼井　要介
　　　　　　　　　　　　　中本　達夫，山内　正憲
　　　　　　　　発行者　　今井　良
　　　　　　　　発行所　　克誠堂出版株式会社
　　　　　　　　〒113-0033　東京都文京区本郷3-23-5-202
　　　　　　　　電話（03)3811-0995　振替 00180-0-196804
　　　　　　　　URL　http://www.kokuseido.co.jp

ISBN 978-4-7719-0491-0 C 3047 ￥6800E　　印刷　三報社印刷株式会社
Printed in Japan ©Yasuhisa Okuda, Yosuke Usui, Tatsuo Nakamoto, Masanori Yamauchi, 2017

- 本書の複製権・翻訳権・上映権・譲渡権・公衆送信権（送信可能化権を含む）は克誠堂出版株式会社が保有します。
- 本書を無断で複製する行為（複写，スキャン，デジタルデータ化など）は，「私的使用のための複製」など著作権法上の限られた例外を除き禁じられています。大学，病院，診療所，企業などにおいて，業務上使用する目的（診療，研究活動を含む）で上記の行為を行うことは，その使用範囲が内部的であっても，私的使用には該当せず，違法です。また私的使用に該当する場合であっても，代行業者等の第三者に依頼して上記の行為を行うことは違法となります。
- JCOPY ＜(社)出版者著作権管理機構　委託出版物＞
  本書の無断複写は著作権法上での例外を除き禁じられています。複写される場合は，そのつど事前に(社)出版者著作権管理機構（電話03-3513-6969, Fax 03-3513-6979, e-mail：info@jcopy.or.jp)の許諾を得てください。